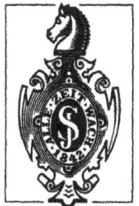

E. Gladtke · H. M. von Hattingberg

Pharmakokinetik

Eine Einführung

Mit Beiträgen von W. Kübler · W.-H. Wagner
und einem Geleitwort von F. H. Dost

Zweite, neubearbeitete Auflage

Mit 72 Abbildungen

Springer-Verlag
Berlin Heidelberg GmbH 1977

Prof. Dr. E. GLADTKE, Direktor der Universitäts-Kinderklinik Köln, Josef-Stelzmann-Straße 9, D-5000 Köln 41.
Prof. Dr. H.M. VON HATTINGBERG, Kinderklinik der Justus Liebig-Universität, Klinikstraße 28, D-6300 Gießen.
Prof. Dr. W. KÜBLER, Institut für Ernährungswissenschaft I der Justus Liebig-Universität, Goethestraße 55, 6300 Gießen.
Prof. Dr. W.-H. WAGNER, Farbwerke Hoechst AG, Arbeitsgruppe Chemotherapie, Postfach 800320, D-6230 Frankfurt 80.

ISBN 978-3-540-08168-5   ISBN 978-3-662-09271-2 (eBook)
DOI 10.1007/978-3-662-09271-2

Library of Congress Cataloging in Publication Data. Gladtke, Erich. Pharmakokinetik. Bibliography: p.   . Includes index. 1. Pharmacokinetics. I. Hattingberg, H.M. von, joint author. II. Title. RM301.5.G55 1977.615'.7.77-1617.

Das Werk ist urheberrechtlich geschützt. Die dadurch begründeten Rechte, insbesondere die der Übersetzung, des Nachdruckes, der Entnahme von Abbildungen, der Funksendung, der Wiedergabe auf photomechanischem oder ähnlichem Wege und der Speicherung in Datenverarbeitungsanlagen bleiben, auch bei nur auszugsweiser Verwertung, vorbehalten. Bei Vervielfältigungen für gewerbliche Zwecke ist gemäß § 54 UrhG eine Vergütung an den Verlag zu zahlen, deren Höhe mit dem Verlag zu vereinbaren ist.

© by Springer-Verlag Berlin Heidelberg 1973 and 1977
Ursprünglich erschienen bei Springer-Verlag Berlin · Heidelberg · New York 1977

Die Wiedergabe von Gebrauchsnamen, Handelsnamen, Warenbezeichnungen usw. in diesem Werk berechtigt auch ohne besondere Kennzeichnung nicht zu der Annahme, daß solche Namen im Sinne der Warenzeichen- und Markenschutz-Gesetzgebung als frei zu betrachten wären und daher von jedermann benutzt werden dürften.

Herstellung: Oscar Brandstetter Druckerei KG, 62 Wiesbaden   2121/3130-543210

Geleitwort zur ersten Auflage

Die Herausgeber dieses Büchleins sind bzw. waren meine langjährigen Mitarbeiter und haben sich überwiegend mit der praktischen und angewandten Pharmakokinetik beschäftigt. Aus der gemeinsamen Arbeit ergab sich, daß unsere Arbeitsgruppe immer wieder zu Fortbildungsvorträgen und Einführungskursen über das Gebiet der Pharmakokinetik gebeten wurde.
Diese Veranstaltungen waren vor allem für jene gedacht, die sich bisher noch nicht mit der Pharmakokinetik beschäftigt hatten, die also wissen wollten, um was es sich bei dieser Materie überhaupt handelt.
Beim ersten Hinsehen erscheinen manchem Mediziner und Biologen die Formulierungen und mathematischen Ableitungen, wie sie in einigen diesbezüglichen Arbeiten verwendet werden und wie ich sie in meinen Grundlagen der Pharmakokinetik ausführlich immer wieder bringen mußte, vielleicht zu kompliziert und zu abschreckend.
Deshalb begrüße ich es, daß Herr Gladtke und Herr von Hattingberg bewegt werden konnten, den Inhalt dieser Kurse niederzuschreiben. Es soll eine Orientierung und Einführung sein. Sicher werden einige Leser dadurch angeregt, tiefer in jene Materie einzudringen, die ich seinerzeit (1953) Pharmakokinetik genannt habe, ohne zu wissen, daß diese Bezeichnung inzwischen weltweite Bedeutung erlangt haben würde. Damit wäre das Büchlein von Nutzen. Ich darf dies den Autoren wünschen.

Gießen, Dezember 1972 F. H. Dost

Vorwort zur zweiten Auflage

Die grundlegende Theorie der Pharmakokinetik hat sich in den vergangenen Jahren als außerordentlich fruchtbar erwiesen. Es wird fast schon als selbstverständlich angesehen, daß sehr viele Fragestellungen der klinischen Pharmakologie mit Hilfe pharmakokinetischer Überlegungen zu lösen sind. Diese Erkenntnis hat sich ganz besonders seit Erscheinen unserer Schrift durchgesetzt. Damit ist allgemein die Bereitschaft gestiegen, auch kompliziertere Gedankengänge nachzuvollziehen und auch vermehrt technische Hilfsmittel, vor allem einfach zu programmierende Rechner, einzusetzen. Diese Wandlung der Einstellung in Richtung auf ein tieferes Verständnis der Fragestellungen der Pharmakokinetik hat zur Forderung nach ausführlicherer und weiterführender Darstellung geführt. Vielfach wurde geklagt, daß wir dort aufgehört hatten, wo das Problem zu interessieren beginnt. Das müssen wir als ernste Aufforderung ansehen, über die Fragen hinauszugehen, die heute glücklicherweise von vielen Lesern als trivial angesehen werden.
Andererseits soll unsere Schrift eine Einführung sein. Wir glauben, daß wir uns deshalb nicht der Verpflichtung entziehen dürfen, jene Zusammenhänge darzustellen, die nicht von allen Interessierten als trivial angesehen werden.
In diesem Sinne haben wir die notwendig gewordene 2. Auflage einer vorsichtigen Überarbeitung unterzogen, ohne das grundlegende Konzept zu ändern.

Frühjahr 1977   E. Gladtke   H.M. von Hattingberg

Vorwort zur ersten Auflage

Diese Schrift ist als Einführung in die Pharmakokinetik gedacht und darf damit nicht als Lehrbuch, Nachschlagewerk oder erschöpfende Darstellung verstanden werden.

Der Vorsteher der Sektion antimikrobielle Chemotherapie der Paul Ehrlich-Gesellschaft und Leiter der Abteilung für antimikrobielle Therapie der Universitäts-Kinderklinik München, Herr Professor Dr. med. W. Marget, hatte uns gebeten, im Januar 1970 einen Einführungskurs in die Pharmakokinetik in München abzuhalten. Dieser Kurs, der sich an Vorlesungen orientierte, wie wir sie seit Jahren zusammen mit unserem Lehrer Dost in Gießen und seit kurzem auch in Köln halten, wurde so günstig aufgenommen, daß der Gedanke, ihn zum Abdruck zu bringen, durch Herrn Marget und den Springer-Verlag an uns herangetragen wurde.

Die Entwicklung und die Formulierung pharmakokinetischer Gedankengänge und Methoden setzen gewisse Kenntnisse der höheren Mathematik voraus. Das Verständnis und die praktische Anwendung pharmakokinetischer Verfahren erfordern diese Kenntnisse jedoch nicht.

Wir haben uns deshalb bemüht, die wesentlichen Grundzüge dieses neuen Wissensgebietes möglichst anschaulich zu beschreiben und haben dabei bewußt auf streng mathematische Beweisführungen zumeist verzichtet. Wir sind von der Erarbeitung der einfachsten Grundbegriffe ausgehend und darauf aufbauend zu schwierigeren Problemen vorgestoßen. Hierbei wurden einige Teilgebiete von zwei weiteren Wissenschaftlern übernommen.

Herr Professor Dr. med. W. Kübler behandelte die Kinetik der enteralen Resorption (Kapitel VII).

Herr Prof. Dr. med. W.-H. Wagner übernahm die Darstellung des Digitalrechnereinsatzes (Kapitel X).

Die Entwicklung der letzten Jahre hat erkennen lassen, daß die Pharmakokinetik weit rascher zum unentbehrlichen Rüstzeug des Wissenschaftlers in Medizin, Biologie und Pharmazie geworden ist, als ihr Begründer Dost es voraussehen konnte.

Unsere Einführung soll ein Anreiz sein, sich anhand des Verzeichnisses der weiterführenden Literatur eingehender mit dem neuen Wissensgebiet zu befassen.

Wir danken dem Springer-Verlag für die vorzügliche Ausstattung des Büchleins und danken den Mitarbeitern des Verlages für viele wertvolle Hinweise bei der Zusammenstellung.

Dezember 1972   E. GLADTKE   H. M. VON HATTINGBERG

Inhaltsverzeichnis

Einführung 1

I. Verteilungsvolumen 3

II. Kompartimente 7
1. Eiweißbindung 8
2. Enterale Reabsorption 10

III. Elimination 12
Eliminationsgleichung 15
   a) Fiktive Anfangskonzentration y_0 16
   b) Eliminationshalbwertzeit 16
   c) Eliminationskonstante 20
   d) Totale Clearance 20
   e) Sättigungskinetik 21
   f) Ermittlung pharmakokinetischer Daten aus dem Harn 24

IV. Fließgleichgewicht (Steady State) 26
1. Voraussetzungen für Fließgleichgewichte 26
   a) Der austauschbare Pool 30
   b) Experimentelle Analyse eines natürlichen Fließgleichgewichtes 30
   c) Endogener Umsatz (Transfer) 34
2. Künstliches Fließgleichgewicht – Dauerinfusion 35

V. Mehrkammer-Systeme 40
1. Einführung 40
2. Das Modell 41
   a) Invasion 42
   b) Konzentrationsverlauf bei gleichzeitiger Invasion und Elimination . . 44

c) Bateman-Funktion 45
   Halblogarithmische Darstellung der Bateman-Funktion 46
3. Das Prinzip der korrespondierenden Flächen von Dost 49
   a) Prüfung auf Vollständigkeit der Invasion 52
   Anwendungsbeispiele 54
   b) Der Flächensatz zur Ergänzung des pharmakokinetischen
      Grundversuches 55
4. Das Gesetz der korrespondierenden Teilflächen von Dost 57
   a) Teilmengen und Teilflächen 57
   b) Umrechnung von Flächen in Substanzmengen 60
5. Allgemeine Betrachtung von Mehr-Kompartimenten-Modellen 60
   a) Die zusammengesetzte e-Funktion 61
   b) Zerlegung in einzelne e-Funktionen 62
   c) Praktische Bedeutung der $C; \gamma$-Darstellung 65
   Die Halbwertzeit 65
   Fläche, Clearance und Eliminationskonstante 65
   Intravenöse Dauerinfusion und Fließgleichgewicht 66
   Verteilungsvolumina 67

VI. Pharmakokinetik und Therapie 70

1. Vorbemerkungen 70
2. Wiederholte Arzneimittelgabe 71
   a) Dauer der sogenannten Kumulation 72
   b) Ausmaß der sogenannten Kumulation 74

VII. Pharmakokinetik der enteralen Resorption (Von W. Kübler) . . . 77

1. Einführung 77
2. Enterale Resorption und Bateman-Funktion 78
3. Rekonstruktion der Invasionskurven 81
4. Anwendung der Invasionskurven 83
5. Berechnung dosisproportionaler Resorptionsverläufe 88
6. Varianten der Invasionsvorgänge bei der enteralen Resorption . . 90
   a) Varianten des Resorptionsortes 90
   b) Invasionsverzögerung durch den Lymphtransport lipidlöslicher
      Substanzen 90
   c) Physikalische und chemische Umsetzungen nach der Resorption . 90
   d) Ausscheidung von Substanzen in den Darm und Reabsorption . . 93
   e) Begrenzte Resorptionskapazität 93
   f) Verschiedene Resorptionskapazität zweier Darmabschnitte . . . 97
8. Schlußfolgerung 98
9. Anhang: Formeln und Herleitungen 99

VIII. Wechselwirkung (Interaktion) 102

1. Vorbemerkung 102
2. Elimination 102
   a) Krankhafte Veränderungen des eliminierenden Organs 102
   b) Altersabhängige Veränderungen der Elimination 104
   c) Pharmakogenetische Faktoren 105
   d) Abhängigkeit der Eliminationsgeschwindigkeit vom Säure-Basen-Haushalt 106
   e) Cicadiane Rhythmik der Eliminationsgeschwindigkeit 108
   f) Wasserdiurese und Eliminationsgeschwindigkeit 108
   g) Lösungsmittelmangel 108
   h) Enzyminduktion 109
   i) Hemmung der Elimination durch toxische Wirkung 113
   α) Verdrängung aus der Eiweißbindung 113
   β) Clearancedepression 114
   γ) Beschleunigung der Elimination durch enteral verabreichte Komplexbildner und Adsorbentien 114
3. Verteilungsvolumen 115
   a) Dehydratation – Hydratation 115
   b) Hydropische Zustände 116
4. Schlußbemerkung 116

IX. Verwendung von Analog-Rechnern in der Pharmakokinetik 118

1. Einführung 118
2. Arbeitsprinzip des Analogrechners 119
3. Die Programmierung des Analogrechners 122
4. Anwendung 124

X. Praktische Anwendung pharmakokinetischer Verfahren 130
(Von W.-H. Wagner)

1. Einleitung 130
2. Meßverfahren 130
   a) Mikrobiologische Methode 130
   b) Chemisch-analytische Methode 131
   c) Nachweis mittels radioaktiv markierter Substanz 131
3. Bewertung der Ergebnisse von Tierversuchen 132
4. Gewinnung pharmakokinetischer Größen und Konstanten 133
   a) Bestimmung aus der graphischen Darstellung 133
   b) Verwendung programmierter Verfahren 133
5. Mathematische Grundlagen der programmierten Verfahren 134

a) Verteilung einer Substanz in mehreren Kompartimenten 134
b) Blutspiegelverläufe bei reiner Invasion. 135
c) Blutspiegelverläufe bei reiner Elimination 137
d) Blutspiegelverläufe bei gleichzeitiger Invasion und Elimination
   (Bateman-Funktion) 137
e) Kumulation, Grenzkurve 142
f) Dosierungsschema 142
6. Auswertungsbeispiele 143

Weiterführende Literatur 154

Sachverzeichnis 157

Einführung

Als Dost vor über 20 Jahren zu einer, wie er es ausdrückte, neuartigen Betrachtungsweise von Konzentrationsverläufen im Blut kam und damit das neue Spezialgebiet „Pharmakokinetik" begründete, waren bereits einige Ansätze vorhanden. Sie betrafen vor allem spezielle Anwendungen, aber es waren auch schon Versuche zu generell gültigen Verallgemeinerungen unternommen worden. Die Gesetzmäßigkeit und die mathematische Faßbarkeit der hier interessierenden biologischen Vorgänge wurden jedoch erstmals in dem „Blutspiegel" benannten Werk von Dost ausführlich dargestellt. Dost führte auch den Begriff „Pharmakokinetik" im Jahre 1953 in die wissenschaftliche Terminologie ein. Dieser Begriff wird heute für die Benennung eines zunehmend an Bedeutung gewinnenden Spezialgebietes allgemein angewandt, er hat weltweite Verbreitung gefunden. Behörden einer Reihe von Ländern verlangen die Vorlage von pharmakokinetischen Daten für die Zulassung oder Registrierung neuer Arzneistoffe.

Unter Pharmakokinetik versteht man die Lehre von der quantitativen Auseinandersetzung zwischen Organismus und einverleibtem Pharmakon.
Das Studium der Arzneimittelwirkung dagegen als vor allem qualitatives Moment gehört nicht zur Interessensphäre der Pharmakokinetik, sondern betrifft die Pharmakologie als Ganzes.

Die Pharmakokinetik betrachtet den Organismus als offenes System, welches sich in einem Gleichgewichtszustand befindet beziehungsweise nach jeder Störung diesem bevorzugten Zustand wieder zustrebt. Die Identität des Organismus bleibt während fortgesetzter Aufnahme und Abgabe von Energie und Stoff unverändert erhalten. Störungen des Fließgleichgewichtes werden zu entgegengerichteten Reaktionen führen, deren Kräfte umso größer sind, je größer die die Störung bewirkende Kraft ist.

Die Pharmakokinetik bezieht ihre Daten vorwiegend aus der Kreislaufflüssigkeit und danach in zweiter Linie aus dem Harn. Beide Flüssigkeiten sind leicht zugänglich, und die Konzentration im Blut oder im Serum, dem Transportorgan, spiegelt alle Vorgänge des Umsatzes proportional wieder. Die durch wiederholte Bestimmung der Konzentration erhältlichen Kurven sind einer mathematischen oder wenigstens einer pragmatischen Interpretation in den allermeisten Fällen zugängig.

Drei wesentliche methodische Fortschritte haben die Pharmakokinetik erheblich gefördert.
Die Nuklearmedizin, die sich von der Sache her zum großen Teil ebenfalls mit Konzentrationsverläufen befaßt, erlaubte die Ausweitung der pharmakokinetischen Betrachtungsweise und Untersuchungstechnik auf eine Reihe von Stoffen, die ohne diese methodischen Vorteile nicht unserer Untersuchung zugänglich gewesen wären.
Die Einführung der Mikrolitertechnik in die klinische Chemie und der Einsatz moderner Verfahren ermöglichen Analysen aus einem oder wenigen Tropfen Blut. Hierdurch sind Studien des Konzentrationsverlaufes mit mehrfachen Blutentnahmen, d.h. mit vielen Meßpunkten möglich geworden, ohne die Homöostase wesentlich durch Entnahme größerer Blutmengen zu stören. Dieser Vorteil machte sich vor allem in der angewandten Pharmakokinetik in der Pädiatrie und hier insbesondere bei jungen Säuglingen bemerkbar.
Zuletzt führte *die Verwendung von Rechenautomaten*, sowohl von Digitalrechnern als auch von Analogcomputern bei der Auswertung der erhaltenen Kurven, bei der Dosierungsberechnung und bei ähnlichen Vorgängen zu erheblicher Vereinfachung und vor allem zur Einsparung von Zeit bei der praktischen Anwendung pharmakokinetischer Methoden.
Es unterliegt keinem Zweifel, daß die Pharmakokinetik heute ein wesentlicher Bestandteil der klinischen Pharmakologie ist. Sie ist ferner Grundlage zahlreicher Stoffwechseluntersuchungen, sei es, daß man sich der bisher geübten klassischen Volumenclearance oder der vor allem in der Pädiatrie zahlreiche Vorteile bietenden Zeitclearance bedient. Funktionstests geben Auskunft über den Zustand kranker oder gesunder Organe bei Auswahl geeigneter Testsubstanzen. Pharmakokinetische Methoden ermöglichen aber auch die Untersuchung der Elimination und des Umsatzes zahlreicher körperfremder und körpereigener Stoffe. Sie sind unersetzlich bei der Erforschung altersabhängiger Veränderungen des Funktionszustandes zahlreicher Organsysteme, und sie erlauben nicht zuletzt die Bestimmung der Resorptionsgröße allein aus Blutspiegelkurven.

I. Verteilungsvolumen

Jede Belastung mit einem Arzneimittel, mit einem Teststoff oder mit einer anderen körperfremden Substanz ist eine Störung des natürlichen Fließgleichgewichtes. Der Fremdstoff gelangt zunächst in den Organismus, sei es durch enterale Absorption, durch Resorption aus einem intramusculären oder subcutanen Depot oder durch intravenöse Applikation oder auch auf irgendeinem beliebigen nur denkbaren anderen Wege. Die Substanz erscheint in allen diesen Fällen im Blut, dem Transportorgan schlechthin, auch wenn vereinzelt zum Beispiel die Lymphe als Zwischentransportorgan fungieren mag. Von hier aus erfolgt die Verteilung in den Verteilungsraum oder in die Verteilungsräume überwiegend durch einfache Diffusion.

Zum Teil erscheint das sogenannte Verteilungsvolumen, in welchem sich die zugeführte Substanz zu verteilen scheint, als ein einzelner in sich abgeschlossener Raum. Wir können dann mit Fug vom zentralen Kompartiment sprechen. Sehr häufig lassen sich hiervon weitere Verteilungsräume abtrennen. Diese einzelnen Kompartimente, bei denen es sich zum größten Teil um fiktive Gebilde handelt, können sowohl parallel als auch hintereinander geschaltet sein (Abb. 2 u. 3).

Die Größe des Verteilungsvolumens bzw. zumeist des zentralen Kompartimentes errechnet sich nach der einfachen Mischungsregel und soll an einem vereinfachenden Beispiel dargestellt werden:

Entleeren wir in einen mit Wasser gefüllten Eimer ein Fäßchen Tinte und rühren die Flüssigkeit gut um, so wird in Kürze der Eimerinhalt gleichmäßig die Farbe einer verdünnten Tintenlösung angenommen haben. Wir können die Farbintensität grob mit dem Auge abschätzen, wir können sie auch sehr exakt mit einem Photometer messen. Es ist leicht einzusehen, daß die Farbe sehr viel blasser erscheinen wird, daß die Farbstoffkonzentration also sehr viel geringer sein wird, wenn die Wassermenge im Eimer größer ist. Die Fremdstoffkonzentration wird geringer sein, wenn das Verteilungsvolumen größer ist, es ergibt sich also eine umgekehrte Proportionalität (Abb. 1):

$$V \sim \frac{1}{y_0}$$

(V = Verteilungsvolumen, y_0 = Fremdstoffkonzentration)

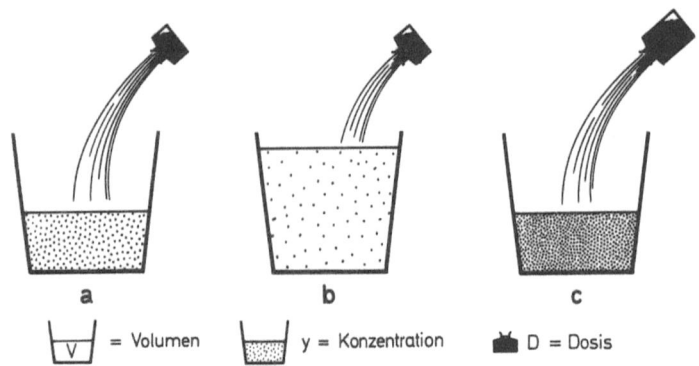

Abb. 1. Abhängigkeit der Konzentration von Dosis und Verteilungsvolumen
a und *b*: Bei Zugabe der gleichen Farbstoffmenge ist die Konzentration im Flüssigkeitsgefäß umgekehrt proportional der vorgelegten Flüssigkeitsmenge:

$$y \sim \frac{1}{V}$$

a und *c*: Bei Zugabe verschiedener Farbstoffmengen zu gleichen Flüssigkeitsvolumina ist die Konzentration direkt proportional der zugegebenen Farbstoffmenge:

$$y \sim D$$

a, b und *c*: Die Konzentration verhält sich proportional zur Dosis und umgekehrt proportional zur Größe des Verteilungsraumes:

$$y = \frac{D}{V}$$

Diese Beziehung läßt sich umkehren:

$$y_0 \sim \frac{1}{V}$$

Ebenso ist einzusehen, daß die Farbstoffkonzentration selbstverständlich größer werden muß, wenn mehr Farbstoff zugeführt wird. Hier besteht eine direkte Proportionalität (Abb. 1):

$$y_0 \sim D$$

(D = Dosis)

Ohne weiteres lassen sich diese beiden Proportionalitäten zu einer einfachen Beziehung zusammenfassen:

$$y_0 = \frac{D}{V} \tag{1}$$

Nach diesem Prinzip läßt sich nicht nur am Labor-, Haus- oder Küchengerät sondern auch am biologischen Objekt jede der einzelnen Größen ermitteln, wenn die beiden anderen Werte bekannt sind. Um z.B. ein

Flüssigkeitsvolumen wie das Plasmavolumen zu messen, wird ein geeigneter sich nur in diesem Raum verteilender Teststoff verwendet. Wir applizieren in diesem Fall eine genau abgemessene, geeignete Menge der Testsubstanz und bestimmen nach Durchmischung deren Konzentration im Serum. Aus den beiden Werten Dosis und Konzentration errechnet sich das Verteilungsvolumen, das die Größe des gesuchten Raumes angibt bzw. mit seiner Größe mehr oder weniger identisch ist:

$$V = \frac{D}{y_0}$$

In analoger Weise ist unter Verwendung anderer Testsubstanzen das extracelluläre Flüssigkeitsvolumen und das Gesamtkörperwasser zu bestimmen. Das intracelluläre Flüssigkeitsvolumen, für das wir zur Zeit noch keinen geeigneten Indikator und auch keine geeignete Meßflüssigkeit haben, ergibt sich ganz einfach als Differenz aus Gesamtkörperwasser und extracellulärem Flüssigkeitsvolumen:

$$ICF = GKW - ECF \qquad (2)$$

(ICF = intracelluläre Flüssigkeit, GKW = Gesamtkörperwasser, ECF = extracelluläres Flüssigkeitsvolumen)

Die Messung dieser Flüssigkeitsräume bei Gesunden und Kranken und vor allem die Feststellung von Veränderungen ihrer Größe unter der Einwirkung der verschiedensten therapeutischen Maßnahmen ist ein wichtiges Anliegen der klinischen Pharmakologie. Veränderungen der Flüssigkeitsräume unter dem Einfluß von Diuretica, von Steroiden, von Infusionslösungen und von Nahrungen verschiedenen Mineralgehaltes geben Auskunft über die Wirksamkeit von Arzneimitteln und von anderen Einwirkungen.

Da die Wirkstoffkonzentration im Blut und schließlich auch am Wirkort nach Gabe eines Arneimittels entsprechend der oben genannten Relation zur Ermittlung des Verteilungsvolumens sowohl von der Dosis als auch von der Größe des Verteilungsvolumens abhängt, ist es für Dosierungsberechnungen von ungeheurer Wichtigkeit, die Größe des Verteilungsvolumens des betreffenden Medikamentes hinreichend genau zu kennen.

Beziehen wir das Verteilungsvolumen eines Stoffes auf das Körpergewicht des betreffenden Organismus, so erhalten wir den sogenannten Verteilungs- oder Distributionskoeffizienten Δ':

$$\frac{V \text{ (ml)}}{KG \text{ (g)}} = \Delta' \left(\frac{\text{ml}}{\text{g}}\right) \qquad (KG = \text{Körpergewicht}) \qquad (3)$$

Es sei an dieser Stelle ausdrücklich betont, *daß für die meisten Stoffe das Verteilungsvolumen oder der Verteilungskoeffizient lediglich eine fiktive*

Größe ist. Für einige Substanzen werden Distributionskoeffizienten über 1,0 gemessen. Das Verteilungsvolumen scheint dort also größer als das Gesamtkörpervolumen zu sein. Dies ist nur dadurch zu erklären, daß ein Teil der Substanz im Gleichgewicht zwischen Plasma und Verteilungsvolumen verloren geht. Dies kann z. B. durch Anreicherung an bestimmten Geweben oder Strukturen, wie etwa durch Eiweißbindung, durch Anreicherung in Lipiden oder an Oberflächenstrukturen oder durch ähnliche Vorgänge geschehen. Selbstverständlich können diese Substanzen auch zum Teil in die sogenannten deep compartments (tiefe Räume) und in transcelluläre Räume (Bulbus oculi, Gelenkspalt, Pleurahöhle, Ergüsse, Liquor cerebrospinalis) abwandern. Quantitativ spielen die genannten Räume allerdings seltener eine Rolle, wogegen sie bei der Frage nach der Arzneimittelwirkung ausschlaggebend sein können.

Nur wenige Substanzen, wie z. B. Antipyrin und Äthanol, verteilen sich im gesamten Körperwasser. Dieser Verteilungsraum ist etwa dem Körpergewicht proportional. Zahlreiche Stoffe hingegen verteilen sich im extracellulären Flüssigkeitsraum (*ECF*). Dieser Raum hat eine laminare Form von minimaler Höhe (Zellabstand) und ist somit praktisch nur durch seine Flächenausdehnung bestimmt. Die Proportionalität zur Körperoberfläche (*KO*) ist experimentell gesichert:

$$ECF \sim 6{,}04 \cdot KO^{0{,}998}$$

Dosierungsberechnungen nach der Oberflächenregel führen deshalb in allen Lebensaltern zu recht sicheren Dosierungen.

Es muß schließlich nochmals festgehalten werden, *daß die Größe der Verteilungsräume für dieselbe Substanz bei derselben Person unter denselben Bedingungen stets gleich ist.* Veränderungen dieser Verteilungsräume zeigen durchaus Veränderungen im Zustand des Körpers an. Die Meßergebnisse sind gut reproduzierbar.

II. Kompartimente

Im vorigen Absatz wurde auseinandergesetzt, daß das Verteilungsvolumen eine fiktive Größe ist. Reell bei Anlegung strenger Kriterien ist vielleicht nur der intravasale Raum. Findet die Verteilung jedoch im Sinne einer Diffusion gleichmäßig und rasch statt, so erscheint häufig das Verteilungsvolumen als ein einziges Kompartiment, wie z. B. der extracelluläre Flüssigkeitsraum oder der Gesamtkörperwasserraum.

Anders verhält es sich, wenn mehrere Verteilungsräume vorhanden sind, die übrigens durchaus nicht der bildlichen Vorstellung eines Raumes entsprechen müssen.

Sind diese Verteilungsräume nebeneinander angeordnet, wie wir es uns zum Beispiel entsprechend Abb. 2 vorzustellen haben, dann ist die Lösung relativ einfach.

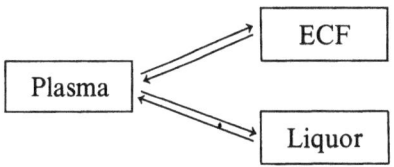

Abb. 2. Nebeneinander angeordnete Kompartimente (ECF = extracelluläre Flüssigkeit)

Eine Substanz sei im Plasma in einer bestimmten Konzentration vorhanden. Aus dem Plasma erfolgt die Diffusion in den extracellulären Flüssigkeitsraum, es wird sich ein Gleichgewicht der Konzentration zwischen diesen beiden Räumen einstellen. Gleichzeitig findet eine Diffusion aus dem Plasma in den Liquorraum statt, auch hier wird sich ein Gleichgewicht einstellen. Finden keine weiteren Veränderungen statt und handelt es sich um eine nicht an Eiweiß gebundene wasserlösliche Verbindung, so werden sich schließlich im Plasmawasser, im extracellulären Wasser und im Liquorwasser überall die gleichen Konzentrationen eingestellt haben.

Veränderungen der Konzentration in einem Raum, zum Beispiel im extracellulären Flüssigkeitsraum, werden Rückwirkungen auf die Plasmakonzentration und von hier aus wiederum auf die Liquorkonzentration haben. Dieses Modell ist einfach zu überschauen, mit Rechenautomaten leicht zu simulieren, aber auch mit einfachen Rechenoperationen rasch nachzurechnen und zu studieren.

1. Eiweißbindung

Etwas komplizierter werden die Verhältnisse, wenn mehrere Kompartimente hintereinander angeordnet sind. Wir wollen auch hier der Anschaulichkeit halber ein sehr einfaches Beispiel wählen, wie wir es in Abb. 3 angeführt haben.

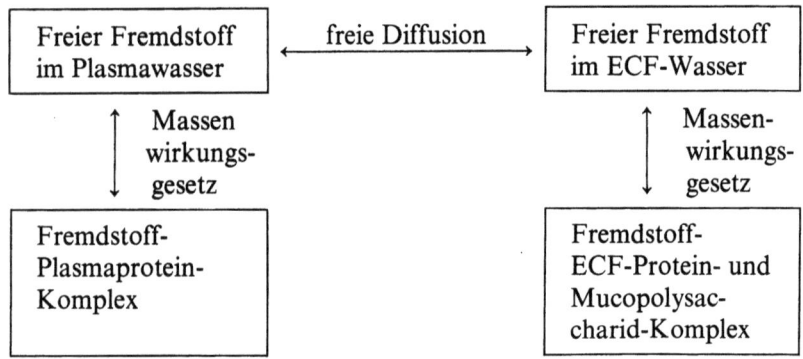

Abb. 3. Hintereinander angeordnete Kompartimente (ECF = extracelluläre Flüssigkeit)

Wir stellen uns eine an Eiweiß gebundene Substanz vor, die im Plasma zum Teil ungebunden, also frei im Plasmawasser und zum Teil an Eiweiß gebunden, also als Plasmaprotein-Fremdstoff-Komplex erscheint. Erhöht sich die Konzentration im Plasmawasser, so wird auch die Menge der an Eiweiß gebundenen Substanz zunehmen und umgekehrt. Diese Beziehung gehorcht dem Massenwirkungsgesetz, auch die hierfür herangezogene Langmuirsche Adsorptions-Isotherme läßt sich einfach auf die Beziehung des Massenwirkungsgesetzes zurückführen.

Nun wird selbstverständlich ein Teil dieser Substanz aus dem Plasmawasser in das Wasser des extracellulären Raumes diffundieren. Dieser Vorgang ist eine freie Diffusion, die also lediglich dem Konzentrationsgefälle folgt. Im extracellulären Flüssigkeitsraum finden sich ebenfalls Proteine, deren Konzentration auf 0,5 bis 2 Prozent geschätzt wird, und es sind sicher auch noch andere den zugeführten Stoff in ähnlicher Weise bindende Substanzen vorhanden, wie z. B. Mucopolysaccharide. Auch

hier wird eine Eiweißbindung oder eine Bindung an irgendwelche Substanzen statthaben, die ebenfalls wieder dem Massenwirkungsgesetz bzw. der Langmuir-Isotherme folgt.
Wenn wir nun an irgendeiner Stelle dieses Systems die Konzentration merklich ändern, wird es Rückwirkungen (über die angedeuteten Pfeile der Abb. 3) auf alle anderen Kompartimente geben. Es leuchtet ohne weiteres ein, daß kleinere Kompartimente bzw. Veränderungen der Konzentration des Fremdstoffes in ihnen aus Gründen der Proportionalität nicht zu stärkeren Rückwirkungen auf die Konzentration in größeren Räumen führen werden. Um ein konkretes Beispiel anzuführen, sei an die Größenrelation zwischen Augenkammerwasser und Plasmawasser erinnert.
Aber auch bei Kompartimenten sehr unterschiedlicher Größe muß man derartige Zusammenhänge in Rechnung stellen.
Ein Beispiel hierfür ist die Tatsache, daß eiweißgebundene Substanzen, z.B. Sulfonamide, normalerweise im Liquor in einer sehr geringen Konzentration im Vergleich zur Konzentration im Plasma vorkommen. Vergleichen wir jedoch die Konzentration im Plasmawasser mit der Liquorkonzentration, so finden wir identische Werte. Der Liquor Gesunder ist sehr eiweißarm. Enthält nun der Liquor aus irgendwelchen Gründen eine größere Eiweißmenge, wie es zum Beispiel bei entzündlichen Veränderungen die Regel ist, so wird sich hier (Abb. 3) der eiweißgebundene Anteil des Sulfonamids erheblich erhöhen, die Gesamtkonzentration im Liquor nimmt infolgedessen zu. Tritt einmal der extrem seltene Fall ein, daß der Liquor die gleiche Eiweißkonzentration wie das Serum hat, dann werden wir schließlich im Liquor und im Serum auch die gleiche Gesamt-Sulfonamidkonzentration registrieren.
Die sogenannte bessere Liquorgängigkeit zahlreicher antimikrobiell wirksamer Substanzen bei entzündlichen Liquores ist hiermit hinreichend erklärt. Es handelt sich nicht um eine bessere Liquorgängigkeit sondern lediglich um eine Verschiebung des Gleichgewichtes durch Hinzufügung des Kompartiments eiweißgebundene Substanz im eiweißhaltigen Liquor und dadurch um eine Erhöhung der Gesamtkonzentration.
Da gewöhnlich nur oder fast ausschließlich der nicht eiweißgebundene Anteil der Antibiotica und Chemotherapeutica antimikrobiell wirksam ist stellt sich durch diese Veränderung der Gesamtkonzentration im entzündlich veränderten eiweißhaltigen Liquor keine Besserung der Wirksamkeit des Antibioticums her, wie es leider immer wieder behauptet wird. Derartige Hinweise sind irreführend, mißverständlich und sollten unterbleiben.
Es ist allerdings denkbar, daß bei entzündlichen Erkrankungen infolge besserer Durchblutung oder möglicher Änderungen von Membran-

strukturen der Einstrom einer Substanz in den Liquor rascher erfolgt, möglicherweise auch rascher als die Rückdiffusion. Einige Untersuchungen mit Cephalosporinen und auch mit anderen Antibiotica scheinen in diese Richtung zu weisen.

Für viele Fragestellungen ist das Problem der Eiweißbindung durchaus zu vernachlässigen, wenn etwa im gleichen oder annähernd gleichen Konzentrationsbereich untersucht wird.

2. Enterale Reabsorption

Andererseits gibt es aber Störungen bei Berechnungen von Konzentrationen oder Konzentrationsverläufen durch Hinzukommen neuer wieder ganz anders gearteter Kompartimente. So fiel vor einiger Zeit auf, daß Bromsulphalein nicht exponential eliminiert wird, sondern nach einem gewissen Zeitablauf einen Anstieg des Kurvenverlaufes der Konzentration erkennen läßt. Simulation mit dem Analogcomputer in geeigneter Weise klärte darüber auf, daß hier die enterale Reabsorption als neues Kompartiment einsetzt und den Kurvenverlauf stört (Abb. 4).

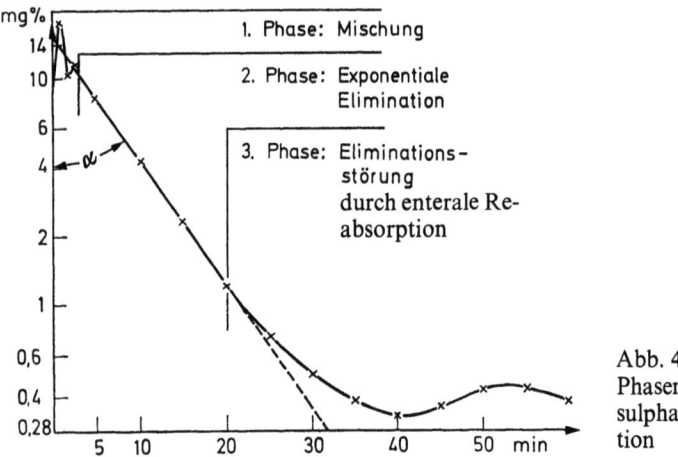

Abb. 4. Die drei Phasen der Bromsulphaleinelimination

Als weiteres Beispiel sei Doxicyclin erwähnt, ein Tetracyclin, das sich durch eine lange Eliminationshalbwertzeit auszeichnet (24 bis 36 Std). Es zeigt sofort eine auf 4 bis 6 Std verkürzte Halbwertzeit wie alle anderen Tetracycline, wenn man die enterale Reabsorption verhindert. Aufgefallen ist dieses Verhalten bei gleichzeitiger oraler Gabe eines Eisenpräparates: Es bilden sich nicht oder schwer resorbierbare Chelate, die Elimination scheint durch die fehlende Rückresorption erheblich beschleunigt.

Die geschilderten Verhältnisse erscheinen noch übersichtlich und sind auch mathematisch einfach zu interpretieren. Ähnliches konnten wir für para-Aminohippursäure (PAH) nachweisen. Hier ließ sich zum Zeitpunkt der Störung der Kurve eine größere Menge PAH im Darm nachweisen. Offenbar findet von hier aus ebenfalls eine Resorption statt. Modelle mit 10 und mehr Kompartimenten sind übrigens durchaus denkbar. Rechnerisch sind in der Regel nur Modelle mit drei Kompartimenten zu erfassen. Modelle mit einer größeren Anzahl von Kompartimenten sind durch Abschälen den reellen Verhältnisen anzunähern.

Durch unterschiedliche Wertigkeit und auch unterschiedliche Größe einzelner Kompartimente ist in den allermeisten Fällen eine Vereinfachung durch Reduzierung der Zahl dieser neben- oder hintereinandergeschalteten Verteilungsräume möglich. Am einfachsten sind Ein-, Zwei- und Dreikompartimentenmodelle, und in der Praxis wird man auch mit diesen Modellen recht gut auskommen können.

III. Elimination

Im Sinne der Herstellung des ursprünglichen Fließgleichgewichtes wird nahezu jeder Fremdstoff, der im Blut oder letztlich auch im Organismus erscheint, schließlich wieder eliminiert. Unter Elimination verstehen wir alle jene Vorgänge, die zu einer Entfernung des Stoffes in der zugeführten oder beobachteten Form aus dem betrachteten Kompartiment führen.
Diese Elimination kann auf unterschiedlichste Weise vor sich gehen. Die bekanntesten und auch die wesentlichsten Funktionen des Körpers, die eine Elimination bewirken, seien kurz in Erinnerung gerufen:
Ein körperfremder Stoff kann in der Niere durch glomeruläre Filtration, durch tubuläre Secretion oder durch ein Zusammenwirken dieser beiden Vorgänge eliminiert werden.
Der Stoff kann unverändert oder aber auch nach Metabolisierung in der Leber mit der Galle eliminiert werden.
In der Leber können Substanzen metabolisiert oder auch katabolisiert, d.h. vollständig oder bis zu im Körper normalerweise vorhandenen Stoffen abgebaut werden.
Diese verschiedenen Eliminationswege sind häufig miteinander gekoppelt (Abb. 5), sie sind zum Teil nebeneinander-, zum Teil aber auch hintereinandergeschaltet. Außerdem ist zu bemerken, daß bei Versagen

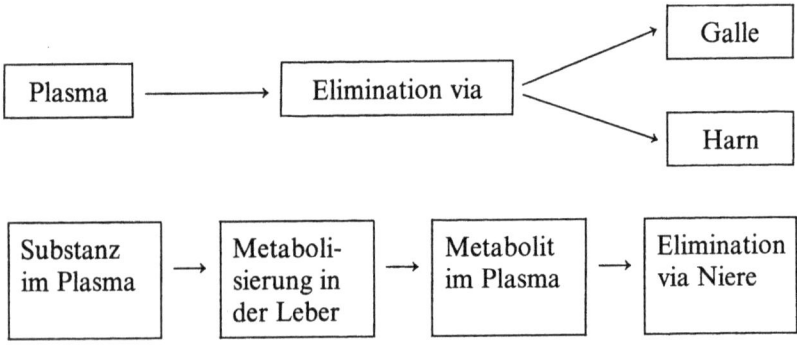

Abb. 5. Verschiedene Eliminationswege und -schritte können nebeneinander oder auch hintereinander geschaltet sein

eines Eliminationsweges nicht selten ein anderer Vorgang ersatzweise einspringt oder stärker in Anspruch genommen wird.
Es sei in diesem Zusammenhang zum Beispiel daran erinnert, daß bei stärkerem Leberversagen ein größerer Teil bzw. ein bemerkbarer Anteil des Teststoffes Bromsulphalein im Harn erscheint. Ähnliches ist bei Leberversagen oder vice versa auch bei Nierenversagen bei zahlreichen anderen Stoffen zu beobachten.
Alle diese Eliminationsvorgänge folgen einem mathematisch ausdrückbaren Gesetz, das durch relativ einfache Funktionen zu beschreiben ist. Die Konzentration im Blut sinkt im allgemeinen proportional zur jeweiligen Konzentration ab. Eine Modellvorstellung soll uns diesen Vorgang veranschaulichen (Abb. 6).

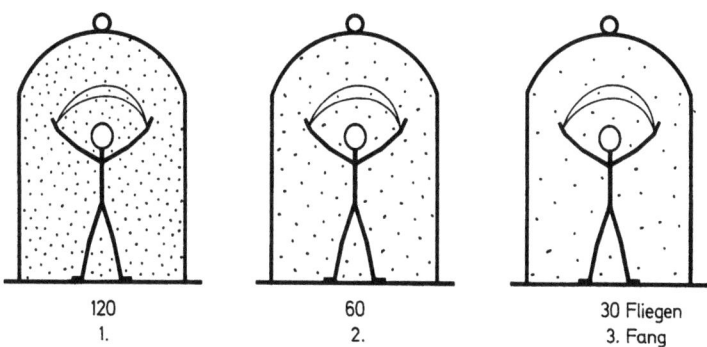

Abb. 6. Modell zur Darstellung des Eliminationsvorganges. Es wird mit jedem Fang die Hälfte der Fliegen eliminiert, so daß deren Zahl proportional abnimmt: 120, 60, 30 usw.

In einem umschlossenen Raum, der auf der Zeichnung etwa in Form einer Glashaube dargestellt ist, befindet sich ein Mann. Außerdem fliegt in diesem Raum eine gewisse Anzahl von Insekten, zum Beispiel Fliegen, herum. Der Mann hat nun ein Fangnetz zur Verfügung und fängt mit einer geschickten Bewegung einen Teil der Fliegen heraus. Da die Fliegen sich gleichmäßig in der Glashaube verteilt hatten, und er mit seinem Netz einen bestimmten Anteil des Rauminhaltes durch einen Fangschlag von Fliegen befreien kann, wird er also einen bestimmten Prozentsatz der Fliegen herausfangen. Wir stellen uns vor, daß vor dem ersten Fang z. B. 120 Fliegen in dem Behältnis herumfliegen. Der Mann mag nun die Hälfte dieser Fliegen haben fangen können, es verbleiben nach dem ersten Fang also 60 Insekten mit ihm im Raum. Auch diese 60 Fliegen werden sich in Kürze wieder gleichmäßig verteilt haben.
Nunmehr folgt der nächste Fang. Der Mann wird hierbei wiederum die Hälfte der Fliegen entfernen, er wird also von den 60 Fliegen 30 fangen.

Danach stellt sich wieder ein Gleichgewicht ein. Er wird wiederum sein Netz zum Fang auswerfen und nunmehr 15 Fliegen fangen, beim nächsten Schlag 7,5. Jedesmal wird die Hälfte der Fliegen entfernt oder eliminiert. Tragen wir diese Werte auf Milimeterpapier auf (Abb. 7a), indem wir als Ordinate die Anzahl der Fliegen und als Abscisse die Reihenfolge der Fangzüge z. B. als Zeit wählen, so erhalten wir die in der Abbildung dar-

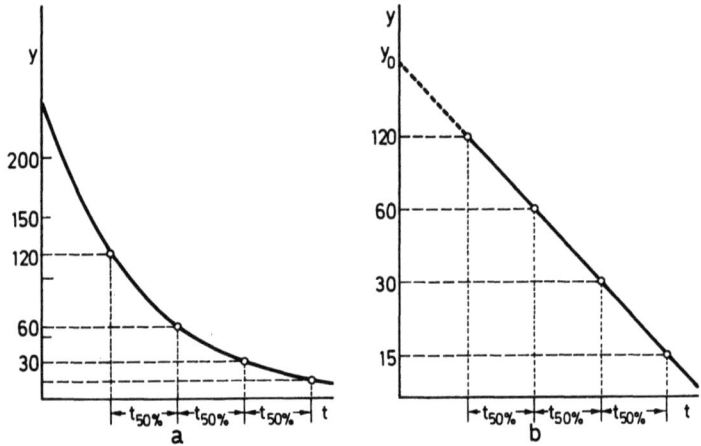

Abb. 7a. Darstellung des Modellvorganges der Abb. 6, Auftragung im linearen Raster (Ordinate: Anzahl der Fliegen. Abscisse: Fangschläge = Zeit = t, $t_{50\%}$ = Eliminationshalbwertzeit)
Abb. 7b. Übertragung der Kurve in ein halblogarithmisches Raster. Ordinate logarithmisch geteilt. $t_{50\%}$ = Eliminationshalbwertzeit

gestellte Kurve, die auch der mathematisch nicht so Geübte bereits als Exponentialfunktion ansprechen wird, als Funktion erster Ordnung.
Übertragen wir diese Kurve nun in ein halblogarithmisches Raster (Abb. 7b), bei dem die Ordinate, also hier die Anzahl der Fliegen, logarithmisch geteilt ist und bei dem die Abszisse, also die Anzahl der Fangschläge oder die Zeit arithmetische Teilung aufweist, so ergibt sich eine Gerade.
Die Eigenschaft, im halblogarithmischen Raster eine Gerade zu bilden, ist eine der wesentlichsten Vorzüge einer Exponentialfunktion. Die Funktion ist bei Darstellung im halblogarithmischen Raster als Gerade durch zwei Punkte gegeben. Wir könnten uns z. B. mit zwei Konzentrationswerten begnügen, um die aus dieser Kurve abzuleitenden Werte zu ermitteln. Daß wir in praxi unserer Kurve vier bis sechs Meßpunkte zugrundelegen, dient lediglich der Kontrolle und der Beseitigung unsystematischer Analysen- und Versuchsfehler. Wir werden später noch auf den Vorteil dieser Eigenschaft der Kurve, sich als Gerade darzustellen, zurückkommen.

Eliminationsgleichung

Es sei hier eine kleine Erinnerung an die Mathematik gestattet. Die *Abnahme* der Konzentration gegen die Zeit wäre folgendermaßen zu formulieren:

$$-\frac{dy}{dt} = k_2 y \tag{4}$$

Es handelt sich also um eine Differentialgleichung, die sich integrieren läßt, und dann zu folgender Beziehung führt:

$$y = y_0 \cdot e^{-k_2 t} \tag{5}$$

Es bedeuten y die Konzentration zu jedem beliebigen Zeitpunkt t, y_0 die fiktive Anfangskonzentration zum Zeitpunkt $t = 0$, e die Basis des natürlichen Logarithmus, und k_2 die Eliminationskonstante, eine Größe, auf die wir noch einzugehen haben.

Diese Exponentialfunktion stellt sich, wie bereits gezeigt, im linearen Raster als typische Kurve und im halblogarithmischen Raster als Gerade dar. Der Vergleich einer Kurvenschar im linearen und im halblogarithmischen Raster (Abb. 8) verdeutlicht eindringlich, daß die Darstellung im halblogarithmischen Raster eine sehr viel bessere und leichtere Diffe-

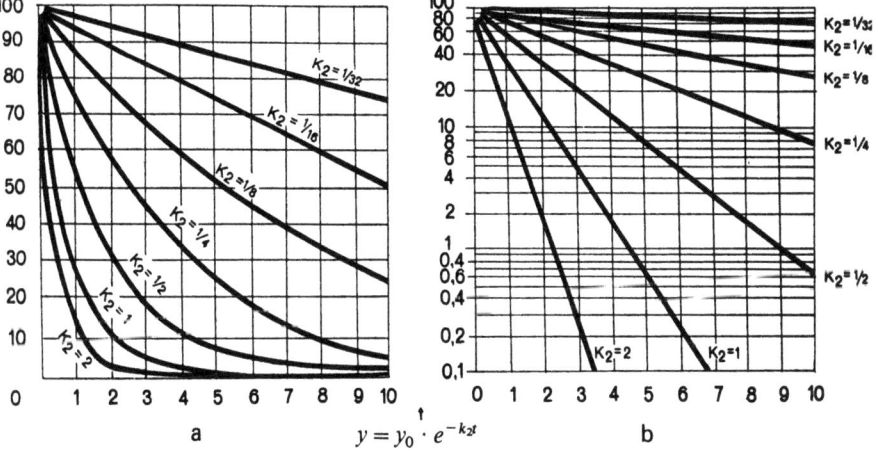

Abb. 8. Kurvenschar im linearen (a) und im halblogarithmischen (b) Raster. Die Eliminationskonstante k_2 gibt die Neigung der jeweiligen Kurve an

renzierung der verschiedenen Kurvenverläufe ermöglicht. Unterschiede in der Eliminationsgeschwindigkeit sind bedeutend besser abzulesen. Außerdem können wir bei der Darstellung im halblogarithmischen Raster auf der Geraden die Eliminationshalbwertzeit ganz einfach abgreifen.

Die Eliminationshalbwertzeit ist jene Zeit, in der die Konzentration jeweils um die Hälfte absinkt. Sie ist selbstverständlich in jedem Kurvenabschnitt der Geraden gleich, so daß wir uns einen geeigneten Abschnitt aussuchen können. Das Vorgehen zeigt Abb. 8b. Zum Vergleich ist die schwierigere Darstellung der Eliminationshalbwertzeit auf der gleichen Kurve im linearen Raster aufgezeichnet (Abb. 8a).
Wir haben aus Gründen der Übersichtlichkeit bei dem bisher geschilderten Kurvenverhalten absichtlich eine im Vergleich zur Elimination sehr rasche Invasion des Fremdstoffes in den Verteilungsraum angenommen, wie es zum Beispiel bei der raschen intravenösen Injektion geschieht. Zunächst und in diesem Kapitel wollen wir an dieser Voraussetzung festhalten.

a) Fiktive Anfangskonzentration y_0

Aus der die Elimination beschreibenden Geraden im halblogarithmischen Raster können wir noch einen weiteren Wert entnehmen, der für unsere Berechnungen von großer Bedeutung ist. Durch Verlängerung der Geraden (Abb. 7b) bis zum Schnittpunkt mit der Ordinate $t=0$ erhalten wir jene Konzentration y_0, die sich ergeben würde, wenn zu diesem Zeitpunkt, zum Zeitpunkt der Injektion des Teststoffes, bereits ein Diffusionsgleichgewicht im Verteilungsraum bestanden haben würde. Durch diese Extrapolierung der Konzentrationsverlaufskurve bis zur Anfangszeit werden wir unabhängig vom kontinuierlichen Konzentrationsabfall des untersuchten Stoffes.
Die Kenntnis des Wertes y_0, der fiktiven Anfangskonzentration, ist, wie wir eingangs auseinandergesetzt hatten, für die Berechnung des Verteilungsvolumens bzw. des Distributionskoeffizienten erforderlich:

$$V = \frac{D}{y_0} \quad \text{bzw. bei Bezug auf das Körpergewicht} \qquad (1)$$

$$\Delta' = \frac{D/KG}{y_0} \qquad (3)$$

KG = Körpergewicht in kg

b) Eliminationshalbwertzeit

In der Differentialgleichung (4) und der daraus durch Integration entstandenen Exponentialfunktion (5) tauchte ein Parameter auf, den wir als Eliminationskonstante (k_2) bezeichnet haben. Dieser Wert, der die Neigung der Geraden im halblogarithmischen Raster anzeigt, der also ein direktes Maß der Eliminationsgeschwindigkeit ist, steht in Beziehung zur Eliminationshalbwertzeit. Die Eliminationshalbwertzeit kann nach folgendem Vorgehen aus der Eliminationskonstanten bzw. umgekehrt die Eliminationskonstante aus der Eliminationshalbwertzeit errechnet werden:

$$y = y_0 \cdot e^{-k_2 t} \tag{5}$$

$$\frac{y_0}{2} = y_0 \cdot e^{-k_2 t_{50\%}}$$

Wir haben hier für den beliebigen Konzentrationswert y jene Konzentration eingesetzt, die genau halb so groß wie die Anfangskonzentration y_0 ist, nämlich $\frac{y_0}{2}$. Da diese Konzentration der Definition gemäß nach Ablauf einer Eliminationshalbwertzeit erreicht wird, entspricht hier t auch der Eliminationshalbwertzeit. Durch Dividieren der Gleichung durch y_0 erhalten wir nun:

$$\frac{1}{2} = e^{-k_2 t_{50\%}},$$

Wir sind damit unabhängig von der Anfangskonzentration. Durch Logarithmieren ergibt sich

$$\ln \frac{1}{2} = -k_2 t_{50\%}$$

Hieraus wird durch Umsetzen

$$-\ln \frac{1}{2} = k_2 t_{50\%}$$

Da $-\ln \frac{1}{2} = \ln 2$ ist, erhalten wir

$$\ln 2 = k_2 t_{50\%}$$

Durch Umformen ergibt sich

$$t_{50\%} = \frac{\ln 2}{k_2} \tag{6a}$$

oder

$$k_2 = \frac{\ln 2}{t_{50\%}} \tag{6b}$$

Beim praktischen Vorgehen hat es sich außerordentlich bewährt, die Eliminationshalbwertzeit auf der Konzentrationskurve, die im halblogarithmischen Raster als Gerade aufgetragen wird, abzugreifen. Hieraus wird die Eliminationskonstante errechnet. Man kann die Eliminationskonstante und die fiktive Anfangskonzentration ebenso gut aus zwei Konzentrationswerten bestimmen:

$$\ln y_0 = \ln y_1 + |k_2| \cdot t_1$$
$$k_2 = \frac{\ln y_2 - \ln y_1}{t_1 - t_2} \qquad (7)$$

Liegen mehr als nur zwei Messungen vor, so wird man die gesamte in ihnen enthaltene Information nutzen: Durch Logarithmieren der Eliminationsgleichung (5) entsteht die Gleichung einer Geraden:

$$\ln y = \ln y_0 + k_2 \cdot t \qquad (8)$$

Damit gelten die allgemein zugänglichen Rechenvorschriften für die lineare Regression, bei der die Summe der Abweichung der Meßpunkte von dieser Geraden Null, die Summe der Abweichungsquadrate aber ein Minimum wird:

$$\ln y_0 = \frac{\sum t_i^2 \cdot \sum \ln y_i - \sum t_i \cdot \sum t_i \cdot \ln y_i}{n \cdot \sum t_i^2 - (\sum t_i)^2} \qquad (9)$$

$$K_2 = \frac{n \cdot \sum t_i \ln y_i - \sum t_i \cdot \sum \ln y_i}{n \cdot \sum t_i^2 - (\sum t_i)^2} \qquad (10)$$

k_2 entspricht daher dem Regressionskoeffizienten, der bei einer abfallenden Geraden negativ ist. Sollen die Rechenoperationen in Gl. 7 bis 10 mit Briggschen, das heißt dekadischen Logarithmen durchgeführt werden, also mit $\log y_i$ anstelle von $\ln y_i$, so muß die rechte Seite mit $\ln 10 = 2,3026$ multipliziert werden.

Die Eliminationshalbwertzeit ist eine außerordentlich wichtige Meßgröße. Wir sehen sie als biologische Stoffwechsel-Standardgröße an, d. h. bei gleichem Stoff und bei der gleichen Person ergibt sich unter den gleichen Bedingungen für sie stets der gleiche Wert.

An der *Ausscheidungsgeschwindigkeit* orientiert sich z. B. die Einteilung der Sulfonamide in kurzwirkende ($t_{50\%}$ bis 7 Std.), mittelwirkende oder Mittelzeit-Sulfonamide ($t_{50\%}$ 7–16 Std.) und langwirkende Verbindungen ($t_{50\%}$ über 16 Std.).

Wir kennen ebenso langwirkende bzw. langsam ausgeschiedene Tetracycline, die ihrer langen Eliminationshalbwertzeit wegen über längere Zeit einen wirksamen Spiegel aufrechterhalten und deshalb nur einmal am Tage appliziert werden müssen.

Den sogenannten Retard-Präparaten, die ebenfalls eine weniger häufige Applikation erfordern, liegt ein anderes Prinzip zugrunde, auf das wir später noch zu sprechen kommen werden. Diese Zubereitungen geben

den Wirkstoff verzögert an den Körper ab, so daß der Effekt im Prinzip dem einer Dauerinfusion nahekommt.
Die *Dosierungsberechnungen* für wiederholte Arzneimittelzuführung, wie sie erstmals exakt begründet von Krüger-Thiemer vorgelegt wurden, benötigen die Eliminationshalbwertzeit als Berechnungsgrundlage. Das Dosisintervall τ steht hierbei in direkter Beziehung zur Eliminationshalbwertzeit.
Die Eliminationshalbwertzeit ist aber auch eine vorzüglich geeignete Meßgröße für Funktionstests. Dieses Maß gibt an, wie rasch eine Substanz ausgeschieden wird, und wir erhalten damit eine quantitative Aussage über die Funktionstüchtigkeit der ausscheidenden Organe.
Eine Verlangsamung der Elimination z. B. eines Teststoffes zur Prüfung der Nierenfunktion zeigt eine Einschränkung dieser Leistung des Organismus an.
Für nahezu alle bekannten Testsubstanzen, wie z. B. Bromsulphalein, Paraaminohippursäure, Inulin, Thiosulfat, Indocyaningrün und viele andere mehr, läßt sich die Halbwertzeitmethode einsetzen. Aber auch für die Überprüfung von Dosierungsberechnungen ist die Kenntnis einer Veränderung der Eliminationshalbwertzeit des betreffenden Medikamentes gegenüber der Norm erforderlich, um Dosiskorrekturen vornehmen zu können.
Die Halbwertzeitmethode für Funktionstests, die Dost inauguriert hat, hat den großen Vorzug, daß sie unabhängig von der Körpergröße, von der Körperoberfläche und vom Körpergewicht ist. Die erhaltenen Meßdaten sind damit ohne weitere Umrechnung direkt miteinander vergleichbar, auch wenn sie von Personen sehr unterschiedlicher Körpergröße gewonnen wurden. Wir bedienen uns deshalb dieser Methode gerade in der Pädiatrie seit Jahren mit großem Vorteil.
Es muß an dieser Stelle ausdrücklich darauf hingewiesen werden, daß leider *keine Gleichheit in der Eliminationsgeschwindigkeit für ein und denselben Stoff* zwischen verschiedenen Tierspecies besteht. Es ist nicht einmal so, daß regelmäßig für einzelne Stoffe bei bestimmten Tierarten kürzere und bei anderen längere Halbwertzeiten gefunden werden, sondern bisher hat sich dieses Verhalten noch in kein einheitliches Schema pressen lassen. *Sämtliche Berechnungen für Arzneimitteldosierung oder für Funktionstests sind nicht vom Tier auf den Menschen und auch nicht vom Menschen auf das Tier übertragbar.* Wir sind bei unseren Untersuchungen zur Arzneimitteldosierung und überhaupt zur klinischen Pharmakologie auf Untersuchungen am Menschen angewiesen.
Interessanterweise verlangt übrigens die japanische Gesundheitsbehörde auch für andernorts bereits gut durchgeprüfte und eingeführte Arzneimittel die nochmalige Prüfung am japanischen Menschen. Man will

sich offenbar vor Überraschungen durch unterschiedliches pharmakokinetisches und pharmakologisches Verhalten bei den einzelnen Rassen schützen. Grobe Differenzen sind uns bisher allerdings nicht bekannt geworden.

c) Eliminationskonstante

Die Eliminationskonstante k_2, die im englischen Schrifttum als rate constant of elimination bezeichnet wird, sagt aus, wieviel von der im Verteilungsvolumen vorhandenen Substanz pro Zeiteinheit umgesetzt wird. $k_2 = 0,5$ gibt z. B. an, daß in der Zeiteinheit, z. B. in der Stunde, die Hälfte der vorhandenen Substanzmenge umgesetzt oder eliminiert wird. Die Eliminationskonstante k_2 steht, wie bereits auseinandergesetzt, zur Eliminationshalbwertzeit in einem reziproken Verhältnis. Es ist also ohne weiteres einzusehen, daß ein Wert für k_2 von 0,25 entsprechend für eine langsamere Elimination spricht als ein Wert von 0,5. Umgekehrt würde heißen, daß $k_2 = 2$ eine beschleunigtere Elimination gegenüber den vorherigen Werten anzeigt. Die vorhandene Substanzmenge würde in der Zeiteinheit zweimal umgesetzt werden.

d) Totale Clearance

Multiplizieren wir den Wert von k_2 mit der Größe des Verteilungsvolumens, so erhalten wir (k_2 in Stunden^{-1} oder Minuten^{-1}, Verteilungsvolumen in ml) einen Wert der Dimension ml/min oder ml/Std. Hier wird jenes virtuelle Plasmavolumen angegeben, welches pro Zeiteinheit von der betreffenden Substanz geklärt wird. Dies ist der Begriff der totalen Clearance. Er faßt alle Eliminationsvorgänge in ihrer Gesamtheit zusammen:

$$CL_{tot} = k_2 \cdot V \tag{11}$$

Bei jenen Stoffen, die vorzüglich durch die Funktion eines einzelnen Organes eliminiert werden, zum Beispiel ausschließlich durch die Tätigkeit der Niere oder der Leber, ist die totale Clearance selbstverständlich mit der Organclearance identisch. Wir können so aus der Eliminationshalbwertzeit z. B. des Inulins oder der Paraaminohippursäure die betreffende Nierenclearance oder aus der Eliminationshalbwertzeit des Bromsulphaleins die Leberclearance errechnen, indem wir die Eliminationshalbwertzeit in die Eliminationskonstante umwandeln ($k_2 = \frac{\ln 2}{t_{50\%}}$) und mit dem Verteilungsvolumen multiplizieren:

$$Cl_{tot} = \frac{\ln 2}{t_{50\%}} \cdot V \tag{12}$$

Hierbei ist auf Angleichung der Dimensionen zu achten (z. B. ml/min).

e) Sättigungskinetik

(nichtlineare pharmakokinetische Systeme)
Nicht alle Mechanismen des Organismus, die an der Elimination von körpereigenen oder fremden Substanzen beteiligt sind, gehorchen einer einfachen linearen Eliminationskinetik, einer Reaktion erster Ordnung. Wird die Eliminationsgeschwindigkeit einer Substanz z. B. von arzneimittelabbauenden Enzymen oder durch Carrier-vermittelte Transportsysteme der entsprechenden eliminierenden Organe bestimmt, so kann die begrenzte Kapazität solcher Systeme bewirken, daß mit steigender Dosis die Eliminationsgeschwindigkeit nicht proportional zunimmt, sondern sich einem Maximalwert nähert, der trotz weiterer Dosissteigerung nicht mehr überschritten wird. Diese Eliminationskinetik läßt sich mathematisch ähnlich wie bei enzymatischen Reaktionen sehr häufig mit der Michaelis-Menten-Gleichung beschreiben:

$$-\frac{dy}{dt} = \frac{V_m \cdot y}{K_m + y} \tag{13a}$$

$-\frac{dy}{dt}$ ist die Geschwindigkeit des Abfalls des Blutspiegels z. B. nach intravenöser Injektion zur Zeit t, y die Blutspiegelkonzentration zur Zeit t. V_m stellt in dieser Gleichung als virtuelle Größe die maximale Eliminationsgeschwindigkeit des gesamten Eliminationsvorganges dar, während K_m definitionsgemäß der Blutspiegelkonzentration entspricht, bei der die Eliminationsgeschwindigkeit die Hälfte der maximal möglichen ist.

Durch diese Parameter lassen sich Eliminationsvorgänge, die einer Sättigungskinetik folgen, definieren. Ein Beispiel dafür ist die Elimination des Farbstoffs Indocyaningrün, der nach intravenöser Injektion sich rasch ausschließlich im Intravasalraum verteilt und selektiv von der Leber aufgenommen wird. Da die Aufnahmekapazität der Leber für diesen Farbstoff begrenzt ist, ändert sich mit steigender Farbstoffdosierung die Eliminationsgeschwindigkeit, d. h. die Eliminationshalbwertzeit wird länger bzw. die Eliminationskonstante kleiner (Abb. 9).

Da unter experimentellen Bedingungen gewöhnlich nicht beliebig hohe Dosierungen verwendet werden können, um die maximale Eliminationsleistung zu bestimmen, müssen die charakteristischen Parameter der Sättigungskinetik aus submaximalen Dosierungen kalkuliert werden. Dies gelingt unter der Voraussetzung eines Einkammer-Modell-Systems dadurch, daß man bei verschieden großen Dosierungen die initiale Eliminationsgeschwindigkeit V_0 ermittelt. Diese ist durch das Produkt der Eliminationskonstanten k_2 und der fiktiven Anfangskonzentration y_0

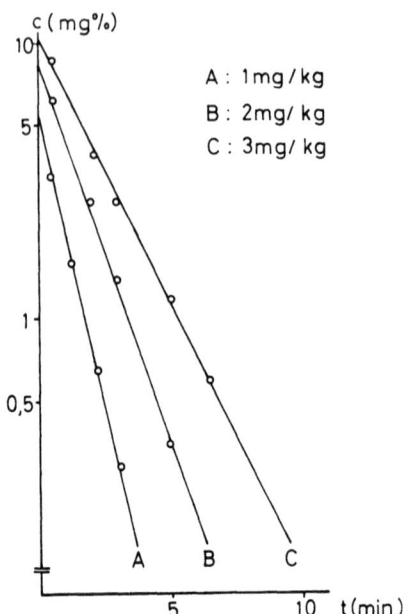

Abb. 9.

zur Zeit $t = 0$ definiert. Man erhält die Gleichung $V_0 = y_0 \cdot k_2$. Trägt man die so bei verschiedener Dosierung ermittelten Eliminationsgeschwindigkeiten gegen die verabreichte Dosis oder besser gegen die entsprechende fiktive Anfangskonzentration y_0 auf, so resultiert eine Kurve, die asymptotisch einem Maximalwert, d.h. der maximalen Eliminationsgeschwindigkeit V_m zustrebt (Abb. 10).

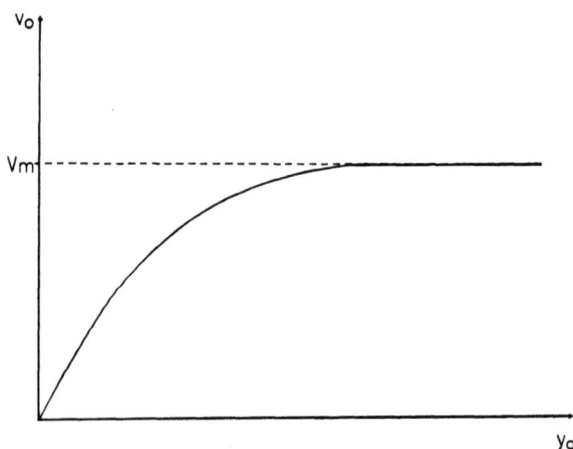

Abb. 10.

Für die graphische Bestimmung der Parameter der Sättigungskinetik ist es zweckmäßig, die Michaelis-Menten-Gleichung nach *Linewaever-Burk* umzuformen, indem man die Reziprokwerte der Eliminationsgeschwindigkeit $\frac{1}{V_0}$ gegen die Reziprokwerte der fiktiven Plasmakonzentration $\frac{1}{y_0}$ aufträgt (Abb. 11). Dadurch resultiert eine Gerade, die die Ordinate bei $\frac{1}{V_m}$ und die Abscisse bei $-\frac{1}{K_m}$ schneidet. Diese Größen können so unmittelbar aus der Kurve entnommen werden.

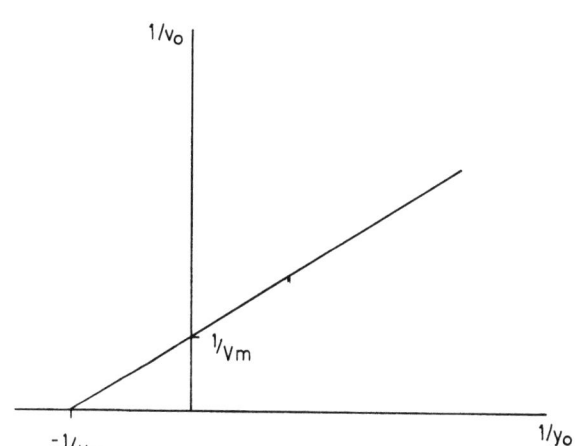

Abb. 11.

Die Tatsache, daß bei der üblichen Dosierung der meisten Arzneimittel selten eine Sättigungskinetik nachgewiesen werden kann, ist darin begründet, daß K_m in der Regel wesentlich größer ist als die tatsächlich vorhandene Blutspiegelkonzentration y. Die Gl. 13a reduziert sich dadurch auf die Form

$$-\frac{dy}{dt} = \left(\frac{V_m}{K_m}\right) \cdot y \qquad (13b)$$

Die Ähnlichkeit dieser Beziehung mit der Eliminationsgleichung 1. Ordnung (s. Seite 15) ist offensichtlich. $\frac{V_m}{K_m}$ entspricht in diesen Fällen der Eliminationskonstante k_2.

Für einige Substanzen, wie z.B. Äthanol und Salicylate, die dem Organismus in sehr hohen Dosierungen zugeführt werden, liegt die Blutspiegelkonzentration y wesentlich höher als K_m. In diesen Fällen reduziert sich die Michaelis-Menten-Gleichung auf die Beziehung:

$$-\frac{dy}{dt} = V_m \tag{13c}$$

Das bedeutet aber, daß die Elimination unabhängig von der Konzentration der Substanzen im Blut mit einer konstanten Geschwindigkeit erfolgt.

f) Ermittlung pharmakokinetischer Daten aus dem Harn

Für jene Substanzen, die renal quantitativ eliminiert werden, ist es durchaus möglich, die pharmakokinetischen Daten aus dem Harn zu gewinnen. Gedanklich liegen dabei folgende Überlegungen zugrunde.
Unmittelbar nach Injektion einer Dosis D_0 beträgt die absolute Menge im Verteilungsvolumen (eine vollständige Verteilung vorausgesetzt) F_0. Zu jedem Zeitpunkt der Elimination ist die noch im Verteilungsvolumen verbleibende Menge F und die bereits im Urin ausgeschiedene Menge U gleich der insgesamt verabreichten Dosis:

$$D_0 = F_0 = F + U; \tag{14a}$$

wenn die Ausscheidung mit dem Urin vollständig erfolgte, ist:

$$F + U = U_\infty = D_0 \tag{14b}$$

In Abb. 12 sind die zeitlichen Abläufe der Elimination aus dem Blut (I) und der kumulativen Ausscheidung der Substanz mit dem Urin dargestellt (II).

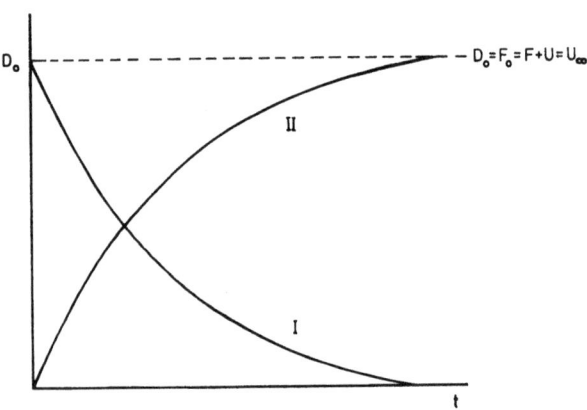

Abb. 12.

Die Kurve I gehorcht der Gleichung:

$$F = F_0 \cdot e^{-k_2 t} \text{ oder } ln\, F_0 - k_2 t \qquad (15)$$

Kurve II:

$$U = U_\infty (1 - e^{-k_2 t}) \text{ oder } \ln (U_\infty - U) = \ln U_\infty - k_2 t \qquad (16)$$

Das methodische Vorgehen zur Bestimmung der Eliminationskonstante aus der Urinausscheidung wird aus Gl. (16) verständlich.
Die verabreichte Dosis $D_0 = U_\infty$ wird im halblogarithmischen Raster auf der Ordinate z.Zt. $t = 0$ aufgetragen. Der Harn wird nun unter Notierung der Zeit des Harnabschlagens der Analyse unterzogen, die ausgeschiedene Menge der Substanz U (Konzentration · Harnvolumen) wird jeweils von der Anfangsdosis $D_0 = U_\infty$ abgezogen. So erhält man die im Organismus verbleibende Menge $U_\infty - U$, die im logarithmischen Raster gegen die Zeit (lineares Raster) aufgetragen wird. Man erhält so eine fallende Gerade, deren Steigung k_2 beträgt.

IV. Fließgleichgewicht (Steady State)

1. Voraussetzungen für Fließgleichgewichte

Wie im vorigen Kapitel auseinandergesetzt, erfolgt innerhalb gewisser Konzentrationsbereiche die Elimination der meisten körperfremden und körpereigenen Stoffe proportional zu ihrer jeweiligen Konzentration. Das bedeutet, daß in der Zeiteinheit bei hoher Konzentration die Menge an ausgeschiedener Substanz entsprechend größer sein wird als bei sehr geringer Konzentration (Abb. 13). Die Zufuhr eines Stoffes in den Verteilungsraum als jenes Kompartiment, dem wir unsere Aufmerksamkeit widmen wollen, kann dagegen gleichmäßig erfolgen.

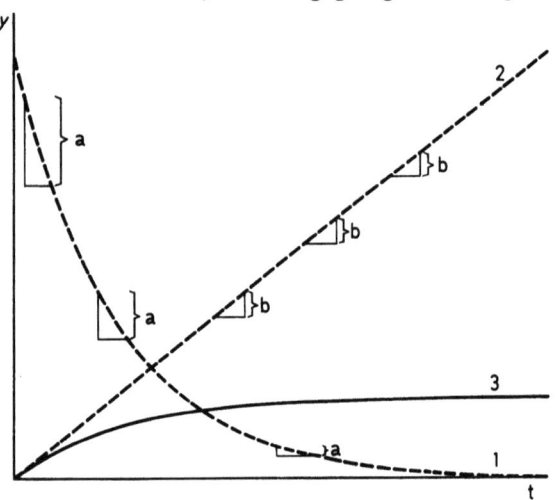

Abb. 13. Kurve 1: Elimination. Die pro Zeiteinheit eliminierte Substanzmenge a ist abhängig von der jeweiligen Konzentration
Kurve 2: Zustrom. Die pro Zeiteinheit zuströmende Substanzmenge b ist stets gleich
Kurve 3: Fließgleichgewicht. Zustrom plus Elimination ergeben ein Fließgleichgewicht

Wird z. B. eine intravenöse Dauerinfusion durchgeführt, oder gelangt die Substanz endogen aus irgendwelchen Organen oder Organsystemen

in das Blut, so wird von diesem Stoff pro Zeiteinheit stets die gleiche Menge in dieses Kompartiment einströmen (Abb. 13).
Stellen wir uns nun vor, daß beide Vorgänge gleichzeitig ablaufen, so wird bei intravenöser Infusion anfangs bei stets gleichmäßiger Zufuhr zunächst nur eine geringe Substanzmenge pro Zeiteinheit entfernt, solange nämlich die Konzentration noch gering ist. Die Konzentration wird ansteigen, da die Zufuhr anfangs überwiegt. Bei Zunahme der Konzentration nimmt jedoch die ausgeschiedene Menge pro Zeiteinheit zu, so daß wir langsam aber stetig jenen Punkt oder jene Konzentration erreichen werden, bei der die ausgeschiedene Menge genau gleich der pro Zeiteinheit zugeführten Menge sein wird.
Es ergibt sich aus diesem Vorgang eine ansteigende Kurve (Abb. 14),

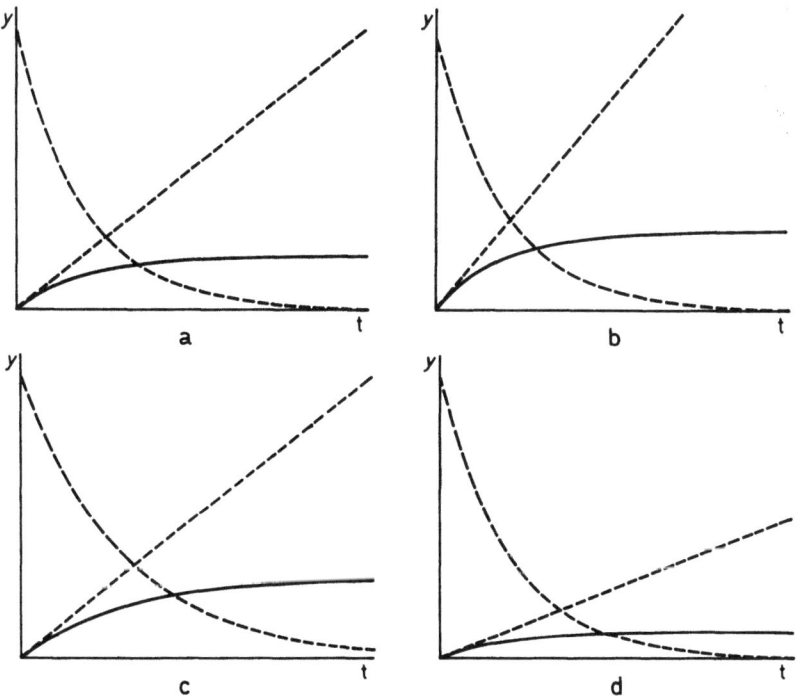

Abb. 14 a–d. Ein vermehrter Zufluß (b) läßt die Konzentration im Fließgleichgewicht ebenso ansteigen wie ein verlangsamter Abfluß (c). Ein verminderter Zufluß (d) oder ein beschleunigter Abfluß werden dagegen die Konzentration vermindern

bei der schließlich die Konzentration eine gewisse Höhe erreichen und hier beharren wird. Es hat sich ein Fließgleichgewicht, ein steady state eingestellt. Die Einstellung dieses Fließgleichgewichtes besagt, daß nunmehr Einströmgeschwindigkeit und Ausströmgeschwindigkeit gleich sind. Wenn wir die Einströmgeschwindigkeit erhöhen, wird die Konzentration y^* im Fließgleichgewicht ansteigen, wenn wir sie vermindern, wird diese Konzentration geringer werden (Abb. 14b–d).

Es besteht also eine direkte Beziehung zwischen der Einströmgeschwindigkeit oder Invasionsgeschwindigkeit v und der Konzentration im Fließgleichgewicht y^*. Wir können aus dieser Proportionalität durch Einführen einer Konstanten eine feste Beziehung erhalten:

$$v = y^* \cdot const \tag{17}$$

Diese Konstante entspricht, wie sich nachweisen läßt, der totalen Clearance. Wir erhalten aus der obigen Beziehung

$$v = y^* \cdot Cl_{tot} \tag{18}$$

Wenn wir statt v, der Ein- oder Ausströmgeschwindigkeit, $U \cdot \dot{V}_u$ setzen, das heißt also Harnkonzentration U mal Harnvolumen pro Zeiteinheit $\dot{V}_u$, und statt y^* das Symbol P für Plasmakonzentration wählen, erhalten wir die geläufige Formel für die Clearance

$$Cl = \frac{U \cdot \dot{V}_u}{P} \tag{19}$$

Da aber die totale Clearance dem Produkt von Verteilungsvolumen und Eliminationskonstante entspricht ($Cl_{tot} = V \cdot k_2$), kann auch folgendermaßen formuliert werden:

$$v = y^* \cdot V \cdot k_2 \tag{20}$$

Bei geeigneten Teststoffen, deren Elimination ausschließlich durch die Leistung eines Organs erfolgt, ist die totale Clearance gleich der betreffenden Organclearance. Nach diesem Vorgehen kann man dementsprechend die endogene Clearance einer Reihe von Stoffen bestimmen. v bedeutet die Einströmgeschwindigkeit, die im steady state der Ausströmgeschwindigkeit gleich ist.

Wenn wir also bei einem ausschließlich durch die Niere ausgeschiedenen Stoff, z. B. beim Kreatinin jene Substanzmenge bestimmen, die in der Zeiteinheit im Harn erscheint, und außerdem die Konzentration y^* im Fließgleichgewicht im Blut ermitteln, läßt sich nach der obigen Beziehung ohne weiteres die endogene Kreatininclearance ermitteln:

$$Cl = \frac{v}{y^*} = \frac{\dot{V}_u \cdot U_{creat}}{P_{creat}} \tag{21}$$

Nach dem gleichen Prinzip lassen sich selbstverständlich Harnstoffclearance, Phosphatclearance, Aminosäurenclearance und weitere bestimmen.

Eingangs wurde erörtert, daß eine Änderung der Einströmgeschwindigkeit auf die Konzentration im Fließgleichgewicht entsprechend einwirkt. Hierbei wurde vorausgesetzt, daß die anderen pharmakokinetischen Parameter unverändert bleiben. In gleicher Weise kann selbstverständlich eine Änderung der Konzentration im steady state auch durch eine Änderung der Eliminationsgeschwindigkeit bewirkt werden. Ein verlangsamter Abfluß läßt die Konzentration y^* ebenso ansteigen wie ein beschleunigter Zufluß, bei einer beschleunigten Elimination resultiert andererseits bei sonst gleichen Bedingungen eine niedere Konzentration. Fließgleichgewichte, wie wir sie eben beschrieben haben, liegen im strömenden Blut für sehr viele Substanzen vor. Wir haben uns angewöhnt, ihre Konzentration im Blut zu bestimmen und hieraus gewisse diagnostische Rückschlüsse zu ziehen, ohne eigentlich jedesmal zu bedenken, daß es sich hierbei um eine Konzentration im steady state handelt.
Der Körper ist bestrebt, für die meisten Stoffe, es sei nur an Natrium, Kalium, Calcium, Phosphat, Eisen, Aminosäuren, Glucose usw. erinnert, eine gleichmäßige Konzentration aufrechtzuerhalten. Für andere Stoffe, wie z.B. Kreatinin, Harnstoff oder Bilirubin ist das Überschreiten einer Grenzkonzentration oder eines Grenzbereiches ein Zeichen, daß im Gleichgewicht von Zu- und Abfluß eine meist krankhafte Störung ernsterer Natur vorliegt.
Stellen wir für einen dieser Stoffe, z.B. Bilirubin, Glucose oder Eisen, eine Veränderung der aktuellen Konzentration im Serum fest, so läßt sich daraus auf eine Störung im Gleichgewicht von Zu- und Abfluß schließen. Zumeist sind wir nun auch sehr daran interessiert, die Art oder Ursache dieser Störung zu erfahren. Es leuchtet ohne weiteres ein, daß eine Erhöhung der Konzentration zwei Ursachen haben kann. Entweder ist der Zustrom vermehrt oder aber der Abfluß vermindert.
Wir wollen am konkreten Beispiel des Bilirubins diese Gedankengänge einmal darlegen. Ist die Bilirubinkonzentration merklich erhöht, liegt also ein Ikterus vor, so müssen wir annehmen, daß entweder der Zufluß erheblich vermehrt ist. Dies kann der Fall sein bei vermehrtem Bilirubinanfall, also z.B. durch Hämolyse. Wir bezeichnen das Krankheitsbild oder das Symptom dann als hämolytischen Ikterus.
Genauso kann aber die Bilirubinkonzentration auch bei einer Störung des Abflusses aus dem Blut ansteigen. Wenn die Aufnahme in die Leberzelle und die Kopplung des Bilirubins in der Leber gestört sind, wird eine verlangsamte Elimination aus dem Blut und infolgedessen ein Anstieg der Bilirubinkonzentration registriert. Bei einer Hepatitis oder einer anderen Leberschädigung sprechen wir dann von einem hepatocellulären Ikterus. Es kann aber auch eine Abflußbehinderung mechanischer Art mit Rückwirkung im Sinne eines Staus in der Leberzelle zur

Störung der Bilirubinelimination und somit zum Ikterus führen. Diesen Zustand nennen und diagnostizieren wir dann als den sogenannten Verschlußikterus.

Die geschilderten Vorstellungen lassen sich selbstverständlich ohne weiteres auch auf Glucose, Eisen und zahlreiche andere Stoffe übertragen, für die uns eine bestimmte gleichmäßige Konzentration als Blut-Norm-Wert geläufig ist. Bei geeigneter Untersuchung des Umsatzes durch das Blut können wir Rückschlüsse auf die Ursache der Veränderung des Fließgleichgewichtes ziehen, wie wir noch ausführlich darlegen werden.

a) Der austauschbare Pool

Liegt für einen Stoff ein Fließgleichgewicht vor, ist also die Einfuhr gleich der Ausfuhr, so muß sich auch im Verteilungsvolumen ein Diffusionsgleichgewicht eingestellt haben. Das würde bedeuten, daß die Konzentration im Fließgleichgewicht y^* im ganzen Verteilungsraum gleichmäßig in gleicher Höhe vorliegen muß. Die Multiplikation von y^* mit der Größe des Verteilungsvolumens gibt dementsprechend auf einfache Weise den Bestand im Verteilungsraum an, eben jene Substanzmenge, die wir den leicht austauschbaren Pool nennen.

$$Pl = y^* \cdot V \text{ (mg)} \qquad (22)$$

Wir können diesen Begriff selbstverständlich auch auf das Körpergewicht normieren, indem wir den Distributionskoeffizienten anstelle des Verteilungsvolumens einsetzen

$$Pl = y^* \cdot \Delta' \text{ (mg/g)} \qquad (23)$$

b) Experimentelle Analyse eines natürlichen Fließgleichgewichtes

Es erhebt sich nun die Frage, wie wir den Verteilungskoeffizienten oder das Verteilungsvolumen bei solchen Stoffen bestimmen können, die normalerweise im Blut in einem Gleichgewichtszustand bzw. in einem Fließgleichgewicht vorhanden sind.

Stören wir für einen derartigen körpereigenen Stoff das Fließgleichgewicht merklich durch eine intravenöse Belastung mit einer genau abgemessenen Menge eben dieses Stoffes, so wird eine Erhöhung der Konzentration über den steady state meßbar werden. Diese Störung wird, um den Gleichgewichtszustand wieder herzustellen, eliminiert werden.

Die Kurve der Störung des Fließgleichgewichts, also die Kurve der Überhöhung der Konzentration über den Nüchternwert, den Ausgangswert y^*, verhält sich wie eine einfache Kurve nach intravenöser Belastung (Abb. 15). Sie wird sich genau wie bei intravenöser Belastung mit einem körperfremden Stoff der Ausgangskonzentration wieder asymptotisch im Sinne einer Exponentialfunktion nähern, nur daß hier bei fortdauerndem endogenen Zufluß diese Ausgangskonzentration nicht gleich Null ist, sondern der Anfangs- oder Nüchternkonzentration y^* entspricht.

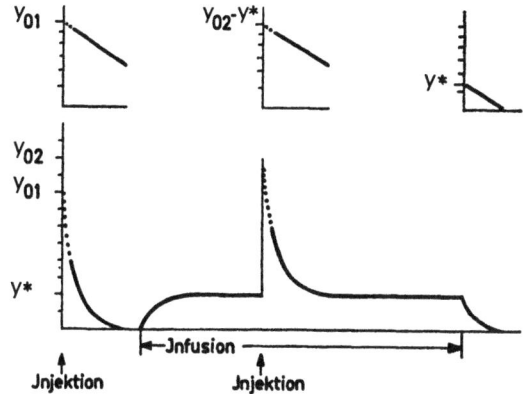

Abb. 15. Intravenöse Injektion, intravenöse Injektion während Dauerinfusion (Fließgleichgewicht) und Konzentration nach Abbruch der Dauerinfusion ergeben die gleichen pharmakokinetischen Daten (k_2, $t_{50\%}$, V)

Dieses Verhalten läßt sich mathematisch und auch experimentell einfach beweisen, woraus ohne weiteres hervorgeht, daß aus dieser Kurve der Störung, aus der Kurve der Überhöhung der Konzentration über den Nüchternwert y^* sich die gleichen pharmakokinetischen Daten errechnen lassen wie aus der Kurve der Belastung mit einem körperfremden Stoff. Wir haben zum Beispiel einen Modellversuch mit Paraaminohippursäure derart durchgeführt, daß zunächst durch gleichmäßige Dauerinfusion (Abb. 15) ein steady state erzielt wurde. Nachdem sich das Fließgleichgewicht eingestellt hatte, wurde zusätzlich zur fortlaufenden Dauerinfusion eine intravenöse Belastung durch einmalige Injektion einer geeigneten Menge Paraaminohippursäure vorgenommen. Es resultierte, wie es die Abb. 15 zeigt, eine Störung dieses Fließgleichgewichtes. In diesem Modellversuch, dem eine einfache intravenöse Injektion ohne gleichmäßige Dauerinfusion vorausgegangen war, ließen sich aus drei Kurvenabschnitten die Eliminationshalbwertzeit und andere Daten ermitteln, aus dem Versuch vor der Dauerinfusion, aus der intravenösen Belastung unter der Infusion und aus der Konzentrationskurve nach Abbruch der Dauerinfusion.

Aus diesen drei Kurven ergab sich die gleiche Eliminationshalbwertzeit. Aus den beiden intravenösen Belastungen ermittelten wir einen identischen Wert für das Verteilungsvolumen bzw. auch für die fiktive Anfangskonzentration.

Wir können also aus der intravenösen Belastung mit einem körperfremden Stoff die Werte für die fiktive Anfangskonzentration, für das Verteilungsvolumen und damit für den Distributionskoeffizienten, für die Eliminationshalbwertzeit und für die Eliminationskonstante errechnen. Wir haben allerdings dabei streng darauf zu achten, daß wir die Konzentrationswerte in unsere Diagramme oder Berechnungen erst einsetzen nach Abzug des Wertes y^*, nach Abzug des Nüchternwertes, nach Abzug des Wertes im Fließgleichgewicht. Denn ausschließlich die Kurve der Überhöhung über den Nüchternwert gibt uns die erwünschten Daten.

Wir kennen diesen Begriff aus den Zuckerumsatzstudien als sogenannten Glucoseexzeß. Nur die Kurve der Exzeßwerte liefert uns die gleichen Daten, wie sie z. B. mit der Tracertechnik oder ohne vorheriges Bestehen eines Fließgleichgewichtes bestimmt werden können.

Ein weiteres Gedankenexperiment möge das noch etwas veranschaulichen: Wenn wir eine Belastung mit einem körperfremden Stoff durchführen, erhalten wir Konzentrationswerte, die wir in unsere Kurven eintragen und der Berechnung zugrundelegen (Abb. 16a). Ergeben sich bei der Analyse nun irgendwelche technisch bedingten Leerwerte (blank),

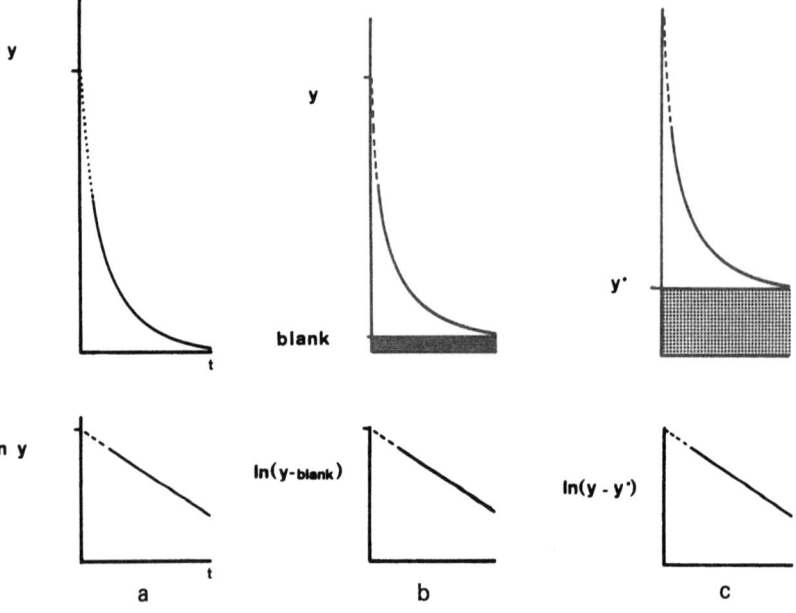

Abb. 16. a) Intravenöse Belastung, b) mit Analysenleerwert (blank), c) mit Nüchternwert beim Probanden (y^*)

so werden wir vor Einsetzen der Konzentrationswerte diese Reagenzienleerwerte oder Analysenleerwerte abzuziehen haben, um verwertbare Daten zu erhalten (Abb. 16b).

Genauso haben wir die Nüchternwerte vor dem Einsetzen in unsere Kurve abzuziehen, wie es Abb. 16c veranschaulicht.

Wenn wir eine Exponentialfunktion in ein halblogarithmisches Raster eintragen, so erhalten wir stets eine Gerade, die in unserem Fall, nämlich im Falle der Elimination eine negative Steigung, also einen Abfall zeigen wird. Fügen wir zu jedem einzelnen Konzentrationswert bzw. Zahlenwert dieser Geraden in unserem Diagramm (Abb. 17) stets eine bestimmte

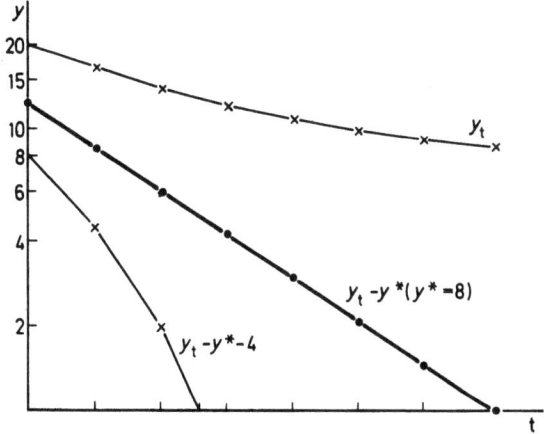

Abb. 17. Exponentialfunktion im halblogarithmischen Raster $(y_t - y^*)$. Konzentrationskurve ohne Abzug des Nüchternwertes (y_t), Konzentrationskurve nach Abzug eines zu großen Nüchternwertes $(y_t - y^* - 4)$

Konzentration oder numerische Zahl hinzu, wie es z. B. der Nüchternwert ist, so ergibt sich eine neue Kurve. Sie ist in der Abbildung als obere Kurve gezeichnet. An ihr fällt auf, daß sie nicht mehr gerade ist, daß sie also nicht einer Exponentialfunktion entspricht. Die Kurve ist nach oben konkav gebogen. Eine spiegelbildlich ähnliche Kurve ergibt sich, wenn wir von jedem einzelnen Konzentrationswert einen bestimmten Wert abziehen, wie es die untere Kurve der Abbildung darstellt.

Die Lage der erhaltenen Konzentrationswerte auf einer Geraden dient uns damit also auch als Kontrolle für die Richtigkeit unseres Vorgehens. Eine logarithmisch lineare Funktion kann nur dann zustande kommen, wenn die tatsächliche Asymptote abgezogen wurde. Wenn also gekrümmte Kurven entstehen, so sollte man zuerst diesen Punkt prüfen. Leider wird häufig versäumt, eine Leerwert- oder Nüchternwertkorrektur überhaupt vorzunehmen.

Man muß selbstverständlich auch bereit sein, die Richtigkeit des zugrunde gelegten Modells in Frage zu stellen. Beispielsweise kann die Eliminationskurve des Aethylalkohols beim Menschen in einem halblogarithmischen Raster nie eine Gerade ergeben. Äthanol wird infolge der Insuffizienz des abbauenden Enzyms nicht konzentrationsproportional sondern in stets gleicher Menge pro Zeiteinheit abgebaut. Die Elimination folgt also einer Funktion nullter Ordnung, die im *linearen* Raster eine Gerade ergibt.

Auf der anderen Seite ist es durchaus möglich, daß die Eliminationskurve eines Stoffes im beobachteten Zeitraum durch Verteilungsvorgänge und Elimination gleichermaßen bestimmt ist. In diesem Fall muß das mathematische Modell mehrere Kompartimente berücksichtigen.

Wir hatten auseinandergesetzt, *daß wir bei jedem dieser körpereigenen Stoffe durch intravenöse Belastung mit eben demselben Stoff und bei geeigneter Auswertung der Kurve dieselben Daten ermitteln können wie bei intravenöser Belastung mit einem körperfremden Stoff.*

Es sind dies die Eliminationshalbwertzeit, die Eliminationskonstante, das Verteilungsvolumen, der Verteilungskoeffizient und die fiktive Anfangskonzentration, die hier nicht mit y_0 sondern als Erhebung über den Nüchternwert $y_0 - y^*$ bezeichnet wird.

Wir haben gleichzeitig gelernt, daß diejenige Menge des Stoffes, die im Verteilungsvolumen vorhanden ist, durch einfache Multiplikation des Nüchternwertes y^* mit der Größe des Verteilungsvolumens zu bestimmen ist. *Wir nennen diese Menge im Verteilungsraum den leicht austauschbaren Pool* ($Pl = y^* \cdot V$ oder $Pl = y^* \cdot \Delta'$).

c) Endogener Umsatz (Transfer)

Wir hatten ferner auseinandergesetzt, daß die Eliminationskonstante k_2 uns darüber Auskunft gibt, wie oft pro Zeiteinheit der Bestand im Verteilungsvolumen umgesetzt wird. Sie wird deshalb im englischen Schrifttum nicht nur rate constant of elimination, also Eliminationskonstante oder Eliminationsgeschwindigkeitskonstante genannt, sondern auch turnover constant, also Umsatzkonstante.

Wenn wir diese Umsatzkonstante nun mit dem Bestand im Verteilungsvolumen, also mit dem Pool multiplizieren, so erhalten wir, wie ohne weiteres einsehbar ist, jene Menge, die pro Zeiteinheit durch das Blut umgesetzt wird, und die wir nach einem Vorschlag von Dost Transfer nennen.

$$Tf = k_2 \cdot Pl \tag{24}$$

Diese Größe wird im angloamerikanischen Schrifttum auch als transfer oder turnover bezeichnet.

Wenn wir für den Pool nun jene Parameter einsetzen, aus denen wir ihn errechnen, dann ergibt sich folgende Beziehung:

$$Tf = \frac{D \cdot k_2 \cdot y^*}{y_0 - y^*} \tag{25}$$

Dies ist dieselbe Formulierung, wie sie in der Tracer-Technik, in der Isotopentechnik verwendet wird, um den Umsatz irgendwelcher Substanzen zu bestimmen, nachdem eine bestimmte markierte, das Fließgleichgewicht nicht störende Menge des Stoffes incorporiert wurde. Während wir uns bei unserem Vorgehen auf lediglich eine Bestimmungsmethode beschränken können, nämlich auf die chemische oder irgend eine andere Methode, muß bei der Tracer-Technik zur Ermittlung der Eliminationsgeschwindigkeit und der Größe des Verteilungsvolumens zunächst die Tracer-Technik eingesetzt werden. Zur Bestimmung der Konzentration im Fließgleichgewicht y^* muß dagegen die chemische Analytik herangezogen werden. Der Rechenvorgang schließlich ist identisch, die erhaltenen Daten haben nicht nur die gleiche Aussagekraft, man erhält mit beiden Methoden tatsächlich identische Werte.
Auf diese Art können wir den endogenen Umsatz zahlreicher Stoffe messen. Wir können Rückschlüsse ziehen, warum die Konzentration im Fließgleichgewicht gegenüber der Norm erhöht oder erniedrigt ist, und wir können zum Beispiel eine Aussage darüber machen, ob gegenüber der Norm zuviel oder zuwenig von dem Stoff endogen zufließt.
Von Bedeutung ist bisher die Bestimmung der Umsatzdaten für Untersuchungen des Glucosestoffwechsels, des Bilirubinumsatzes, des Phosphat- und des Eisenumsatzes gewesen. Es ist durchaus möglich, weitere endogene Stoffe auf diese Art zu untersuchen.
Selbstverständlich ist auch die Bestimmung der endogenen Clearance verschiedener Stoffe nur dank der Tatsache möglich, daß diese Stoffe den eben dargelegten Gesetzen gehorchen.

2. Künstliches Fließgleichgewicht – Dauerinfusion

Bisher wurde lediglich der Endzustand betrachtet, der sich einstellt, wenn ein konstanter Substanzstrom endogen oder als künstliche Dauerinfusion exogen während sehr langer Zeit in das Blut und in das übrige Verteilungsvolumen einfließt. Derartige Verhältnisse bieten sich dem Untersucher zunächst als quasi stationärer Zustand dar. Die diesem System innewohnende Dynamik kann aber nur durch eine von außen gesetzte Störung, durch eine zusätzliche Injektion oder durch Abbruch der Infusion aufgezeigt werden.

Die künstliche Dauerinfusion wird gelegentlich zu diagnostischen oder experimentellen Zwecken durchgeführt, da sie die Analyse des Gleichgewichtes der Summe aller Kompartimente zuläßt. Häufiger findet sie jedoch Anwendung in der Routinetherapie akuter Erkrankungen. Hier sollen zumeist hohe oder genau eingestellte Konzentrationen eines Medikaments über lange Zeit aufrechterhalten werden. Unter diesem Aspekt stellt die intravasale Dauerinfusion den sichersten Weg differenter Pharmakotherapie dar.

Es erscheint deshalb angebracht, den gesamten Verlauf derartiger Konzentrations-Zeitkurven genauer zu besprechen.

Die Kenntnis der Gesetzmäßigkeit, mit der während kontinuierlicher Zufuhr eines Stoffes dessen Konzentration von Null ausgehend einem endlichen, unveränderlichen Dauerzustand zustrebt, ermöglicht eine bessere Beurteilung der Verhältnisse und liefert praktische Regeln für die Anwendung besonders der intravenösen Dauerinfusion.

Die gesuchte Gesetzmäßigkeit wird anschaulich, wenn man die Abb. 18 betrachtet.

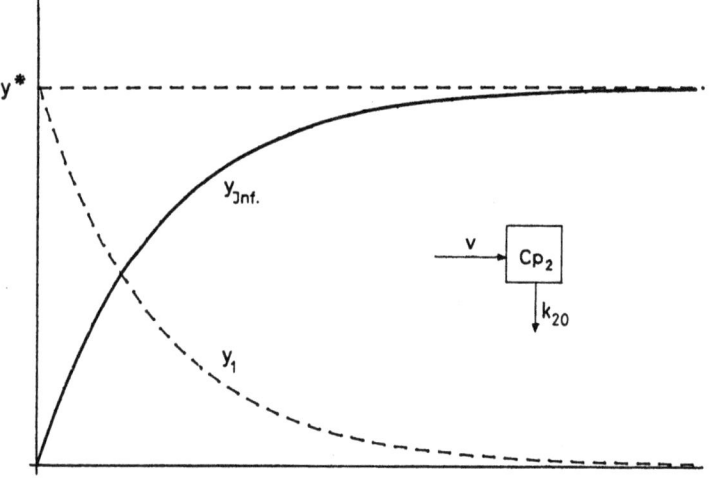

Abb. 18. Hilfsfigur zur Darstellung der intravenösen Dauerinfusion. Gestrichelte Horizontale: Konzentration während Dauerinfusion nach Vorgabe von y^*; $y_1 \cdot$ Konzentration nach Vorgabe von y^* allein.
y Inf: Verlauf während Dauerinfusion allein, er entspricht $y^* - y_1$. Ordinate: Konzentration in linearem Maßstab. Abscisse: Zeit. Beides in willkürlichen Einheiten. Cp_2: Kompartiment Blut

Besteht nämlich während einer Dauerinfusion v (Dosis/Zeit) eine Konzentration entsprechend der steady-state-Konzentration y^* in Gl. 20, nämlich:

$$y^* = \frac{v}{V \cdot k_2} \tag{26}$$

so bleibt dieser Wert, wie zuvor erläutert, für die Dauer der Infusion konstant. Dies entspricht der gestrichelten Horizontalen der Abb. 18. Andererseits würde die Konzentration von y^* aus abfallen entsprechend:

$$y_1 = y^* \cdot e^{-k_2 t} \tag{27}$$

wenn keine Infusion stattfände.
Die Differenz

$$y_{\text{Inf}} = y^* - y^* e^{-k_2 t} \tag{28}$$

beschreibt deshalb unmittelbar den Konzentrationsverlauf vom Beginn der Infusion an. Mit Gl. 26 ergibt sich die endgültige Form:

$$y_{\text{Inf}} = \frac{v}{V \cdot k_2} (1 - e^{-k_2 t}) \tag{29}$$

mit dem Anfangswert $y = 0$ und dem Grenzwert $y^* = v/V k_2$.
Anmerkung: Diese Herleitung ist identisch mit der Integration der Differentialgleichung für die Dauerinfusion:

$$\frac{dy}{dt} = -k_2 y + \frac{v}{V} \quad |y_0 = 0 \tag{30}$$

Der ansteigende Ast der Infusionskurve ist nun genau so zu betrachten wie dies für die Eliminationskurve nach einmaliger intravenöser Gabe geschehen ist. Die Eliminationshalbwertzeit ($t_{50\%}$) ist hier diejenige Zeit, in der die Kurve um die Hälfte der Differenz zwischen einem beliebigen Punkt der Kurve und der Asymptote ansteigt (Abb. 19).

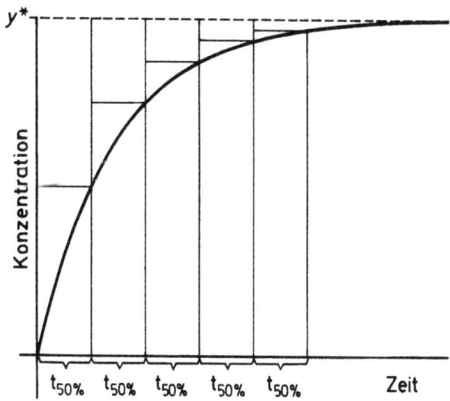

Abb. 19. Aufsteigender Ast einer Konzentrationskurve nach intravenöser Dauerinfusion. Ordinate: Konzentration. Abscisse: Zeit mit Markierung der „Eliminationshalbwertzeiten", in denen die Kurve jeweils die Hälfte des Weges bis zur Asymptote zurücklegt

Das bedeutet, daß etwa nach 4 Eliminationshalbwertzeiten 93,75% derjenigen Konzentration erreicht wird, die mit einer konstanten Infusion als Grenzwert erreicht werden kann.

Für die Praxis ergeben sich hieraus einige wichtige Folgerungen: *Wendet man die intravenöse Dauerinfusion zur Clearancebestimmung an, so muß nach Infusionsbeginn genügend lange Zeit bis zur Blutentnahme und gegebenenfalls bis zum Beginn der Urinsammelperiode verstreichen.* Die üblichen Verfahren der Clearanceberechnung haben das Vorliegen eines steady state, also des Gleichgewichtszustandes zur Voraussetzung. Vier bis sechs Eliminationshalbwertzeiten dürften in den meisten Fällen ein sicheres Intervall vor Analysenbeginn sein. Bei Verwendung dieses Verfahrens aus diagnostischen Gründen ist selbstverständlich die längste zu erwartende Halbwertzeit der Berechnung zugrunde zu legen.

Auf der anderen Seite ist man bei der therapeutischen Anwendung der Dauerinfusion nicht so sehr bestrebt, einen Gleichgewichtszustand herzustellen, als vielmehr rasch eine genügend hohe Konzentration zu erreichen und aufrechtzuerhalten. Auch hier kann die Frage nach der Zeit wesentlich werden.

Beim Erwachsenen hat Chloramphenicol eine Eliminationshalbwertzeit von rund 4 Stunden. Bei dieser Substanz betragen die vier Halbwertzeiten bis zum Erreichen von 93,75% der endgültigen Konzentration immerhin 16 Stunden. Bei einem septischen Krankheitsbild wäre dies eine lange Zeit unzureichender Therapie. Beim Penicillin G mit einer Eliminationshalbwertzeit von 0,5 Stunden würde der gleiche relative Wert bereits nach 2 Stunden erreicht werden.

Diese für die Praxis wesentliche Verzögerung des Eintrittes der Wirkung oder des Erreichens des Gleichgewichtszustandes ist verhältnismäßig leicht auszuschalten. Es ist dazu lediglich eine geeignete Dosis *D bei Anlegen der Dauerinfusion vorzugeben, die so bemessen sein muß, daß die durch die vorgesehene Infusionsgeschwindigkeit nach theoretisch unendlich langer Zeit erreichbare Konzentration gleich zu Beginn hergestellt wird. Die Infusion dient dann nur noch dazu, diese Konzentration aufrecht zu erhalten.

Die Abschätzung der erforderlichen einmaligen Dosis, der „priming dose", ist mit Hilfe der Gl. (20) sehr leicht und zuverlässig möglich. Aus praktischen Gründen sollte man dabei k_2 durch $\frac{\ln 2}{t_{50\%}}$ ersetzen und die Halbwertzeit in Stunden angeben.

Ist die angestrebte Grenzkonzentration y^* bekannt, so sind die Anfangsdosis (*D) und die Infusionsgeschwindigkeit (v) zu schätzen:

$$*D \, [g] = y^* \cdot V \qquad (31)$$

$$v\left[\frac{g}{h}\right] = y^* \cdot V \frac{\ln 2}{t_{50\%}} \tag{32}$$

Gilt es, die Wirkung einer einmaligen bekannten Dosis (*D) aufrecht zu erhalten, so ist die Kenntnis des Verteilungsvolumens nicht erforderlich. Die zur Erhaltung erforderliche Infusionsgeschwindigkeit v beträgt dann

$$v = {}^*D \frac{\ln 2}{t_{50\%}} \tag{33}$$

Da $\ln 2 = 0{,}69 \approx 0{,}7$,
sind *70% der einmaligen, durch die Halbwertzeit (Stunden) geteilten Dosis in der Stunde zu infundieren.*
Es ist besonders in der Chemotherapie üblich, Dosierungsvorschläge durch die Empfehlung von Tagesdosen anzugeben.
Diese vor allem auf klinischer Erfahrung beruhenden Angaben entheben den Benutzer zumeist der Notwendigkeit, Konzentrationen zu errechnen. Die Infusionsgeschwindigkeit liegt hier in Form der Dosierungsempfehlung von d Gramm pro 24 Stunden vor. Die Dosis *D, die den erreichbaren Grenzzustand y^*, dessen Höhe nicht bekannt zu sein braucht, von Beginn an erzeugt, beträgt dann

$$*D = \frac{d \cdot t_{50\%}}{24 \cdot \ln 2} = d \cdot t_{50\%} \frac{1}{24 \cdot 0{,}69} = 0{,}06 \cdot d \cdot t_{50\%} \tag{34}$$

Das heißt:
6 Prozent der vorgesehenen 24-Stunden-Dosis sind je Stunde Eliminationshalbwertzeit vorab zu verabfolgen, wenn der volle Effekt einer Dauerinfusion von Beginn an erreicht werden soll.
Die in den Gl. (33) und (34) ausgesprochenen Regeln sind besonders leicht zu merken und können deshalb in der Routine ärztlicher Tätigkeit ohne großen Rechenaufwand Verwendung finden.

V. Mehrkammer-Systeme

1. Einführung

Die Pharmakokinetik ist bemüht, das Schicksal eines Pharmakon im Organismus quantitativ zu erfassen. Genauer ausgedrückt heißt dies, daß es gilt, alle diejenigen Mechanismen mathematisch zu beschreiben, mit denen der Organismus das Pharmakon beeinflußt. Die Konzentrations-Zeitkurve der eingebrachten Substanz im Blut ist dabei die Resultante der verschiedenen Teilprozesse, denen der betrachtete Stoff im Körper unterworfen ist.

Bei der intravasalen Applikation ist die Geschwindigkeit, mit der die Substanz im Blute erscheint, unter Berücksichtigung pharmakologischer und biopharmazeutischer Gesichtspunkte vom Untersucher frei wählbar und damit Teil der Versuchsplanung und nicht Ausdruck biologischer Vorgänge.

Die intravenöse Applikation eines Medikamentes hat den großen Vorzug, daß der Vorgang der Invasion aus den pharmakokinetischen Gedankengängen und auch Berechnungen ausgeklammert werden kann. Die rasche intravenöse Injektion stellt deshalb den pharmakokinetischen Grundversuch dar, aus dem sich die wesentlichen Größen, nämlich Eliminationskonstante und Verteilungsvolumen, ergeben. Die intravenöse Dauerinfusion kann darüber hinaus zusätzliche Erkenntnisse über sehr langsam verlaufende Verteilungs- und Eliminationsprozesse erbringen.

Jede andere Applikationsart bedingt jedoch ein *eigenes Zeitverhalten*. Die resultierende Kurve wird stets eine Verzögerung erkennen lassen. Außerdem besteht die Möglichkeit einer unvollständigen Aufnahme des Medikamentes in die Blutbahn.

Im Folgenden werden Methoden hergeleitet, die es erlauben, sowohl das Zeitverhalten als auch die quantitativen Aspekte beliebiger Applikationsformen zu analysieren.

Ausgangspunkt der Besprechung soll die *intramusculäre Injektion* sein, bei der ein vollständiger Übergang der betrachteten Substanz in das Blut zumeist angenommen werden kann. Dies ist insofern wesentlich, als ausschließlich die Analyse der Blutspiegelkurve die erforderlichen Informationen liefern soll und als nur jene Menge der Substanz, die im Blut erscheint, als resorbiert gelten kann.

2. Das Modell

Wir nehmen also an, daß das Medikament durch eine Injektion im Interstitium der Muskulatur deponiert sei. Von dort tritt es in das Blut über, um weiter in die extravasalen Kompartimente zu gelangen. Gleichzeitig findet auch die Elimination statt.
Diese Verhältnisse sind am einfachsten in der Form eines Blockdiagrammes darzustellen (Abb. 20).

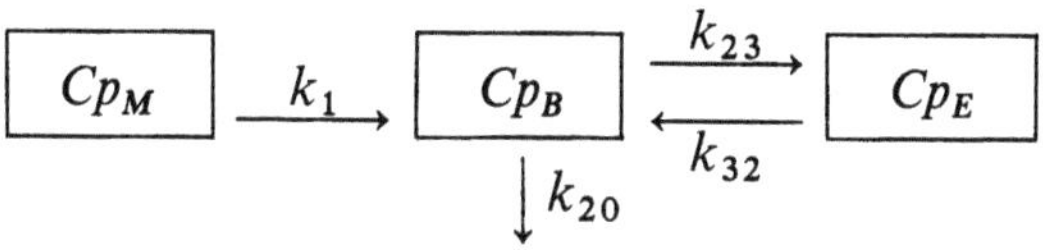

$$Cp_M \xrightarrow{k_1} Cp_B \underset{k_{32}}{\overset{k_{23}}{\rightleftarrows}} Cp_E$$
$$\downarrow k_{20}$$

Abb. 20. Pharmakokinetisches Grundmodell als Blockdiagramm. Erläuterung siehe Text

Diese Darstellung, in welcher Cp_M das intramusculäre Eingangskompartiment, Cp_B das Kompartiment Blut und Cp_E das je nach Substanz sehr unterschiedlich große extravasale Kompartiment darstellt, wird als *pharmakokinetisches Grundmodell* bezeichnet. Der Koeffizient k_{20} kennzeichnet die Elimination, k_{23} und k_{32} bezeichnen die Geschwindigkeitskonstanten des Übertritts der Substanz zwischen den benachbarten Kompartimenten.
Die Indizes geben die Richtung des Prozesses an. k_{23} (sprich k-zwei-drei) bedeutet, daß der Koeffizient für den Übertritt vom Kompartiment Cp_2 in das Kompartiment Cp_3 angegeben ist. k_{20} bezeichnet den Transport aus dem Kompartiment zwei (Blut) in ein nicht betrachtetes Ausgangskompartiment Cp_0.
Wenn k_{23} groß ist gegenüber der Eliminationskonstanten k_{20}, wird sich zwischen Cp_B und Cp_E nach kurzer Zeit ein Gleichgewicht einstellen. Die

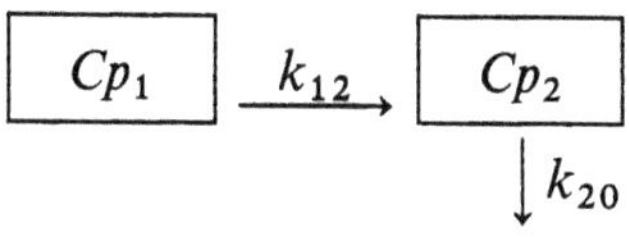

$$Cp_1 \xrightarrow{k_{12}} Cp_2$$
$$\downarrow k_{20}$$

Abb. 21. Vereinfachtes pharmakokinetisches Grundmodell. Cp_1 ist das Applikationskompartiment, aus welchem die Invasion in das Meßkompartiment (Blut) Cp_2 erfolgt. Das Modell entspricht der Bateman-Funktion

Summe der beiden wird sich dann wie ein einheitliches kinetisches Kompartiment Cp_2 verhalten.
Für praktische Belange ist das einfachere Blockdiagramm der Abb. 21 zutreffend. Wir beschränken uns deshalb im Folgenden auf die Betrachtung dieses einfachen und in der Deutung klareren Zwei-Kammermodelles.
Bei der Überführung des Drei-Kammersystems in ein aus zwei Kompartimenten bestehendes ist zu beachten, daß die neue Eliminationskonstante k_{20} eine aus den ursprünglichen Konstanten k_{20}, k_{23} und k_{32} zusammengesetzte Größe ist. Der Einfluß der Größen k_{20} und k_{32} hängt dabei von ihrem Verhältnis zueinander ab. Anstelle des Kompartimentes (Blut) tritt außerdem ein sog. zentrales Kompartiment, dessen Volumen größer ist als der Intravasalraum, das sich aber kinetisch so verhält, wie das Transportorgan Blut selbst.

a) Invasion

Die Besprechung der Invasion hat nun den Vorgang des Übertretens der Substanz aus dem Eingangskompartiment in dasjenige Kompartiment zu beschreiben, das uns durch Blutanalysen zugänglich ist. Hier können sehr komplexe Verhältnisse erwartet werden, auch wenn man die intramusculäre Injektion eines gelösten Pharmakon betrachtet.
Der *Gesamtweg des Medikamentes* von der Einverleibung bis zur endgültigen Entfernung aus dem Blut läßt sich in mehrere Einzelschritte aufteilen:
1. Diffusion im Lösungsmittel.
2. Diffusion durch Gewebs- und Gefäßmembranen.
3. Transport durch das Blut.
4. a) Diffusion zu den für die pharmakologische Wirkung verantwortlichen Receptoren.
   b) Gleichzeitig Diffusion in Flüssigkeitsräume, die dem Stoff aufgrund seiner physikalisch-chemischen Eigenschaften zugänglich sind. Diese Räume stellen neben dem Blut die wesentlichen Anteile des kinetisch faßbaren Verteilungsraumes dar.
   c) Diffusion zu denjenigen Organen, in denen der Eliminationsprozeß stattfindet.
5. Irreversible Elimination.

Im allgemeinen können die Schritte 1 und 2 zum Begriff der Absorption zusammengefaßt werden. Unter dem Gesichtswinkel der Biopharmazeutik, die den Einfluß der Galenik auf kinetische Prozesse untersucht, ist jedoch häufig eine Auftrennung in mehrere Teilschritte erforderlich. So kann die Diffusion im Lösungsmittel bei öligen Depotpräparaten geschwindigkeitsbestimmend sein, wogegen bei kristallinen Verabreichungsformen das Arzneimittel-Kristall als eigenes Kompartiment vorgeschaltet ist, so daß die Löslichkeit im Gewebswasser die zeitlichen Abläufe bestimmt.

Nach Dost versteht man aber unter Invasion die Summe aller dieser Vorgänge mit Ausnahme des fünften Schrittes, der Elimination.

Die Schwierigkeit für den Untersucher liegt nun darin, daß die mit 1 bis 5 bezeichneten Vorgänge gleichzeitig ablaufen, daß nämlich bereits die erste kleine in das Blut eintretende Substanzmenge dem Prozeß der Elimination unterworfen ist.

Dost hat hierzu bereits 1953 gezeigt, daß die Invasion in der Praxis zumeist als einheitlicher Vorgang betrachtet werden darf, der wie auch die Elimination als ein Prozeß erster Ordnung dargestellt werden kann.

Ein *Prozeß erster Ordnung* läßt sich für die pharmakokinetischen Belange am einfachsten wie folgt begründen: Die betrachtete Substanz steht im Organismus einem System gegenüber, das in der Zeiteinheit einen bestimmten Anteil des Substrates bewältigen kann. Wenn der Organismus, wie im Falle der gerichtsmedizinisch bedeutungsvollen Äthanolkonzentration im Blut, nur eine gleichbleibende Menge bewältigt, liegt ein Pseudo-Prozeß nullter Ordnung vor, da in diesem Falle das eliminierende Enzymsystem überfordert bzw. gesättigt ist.

Wir setzen voraus, daß die im Muskel deponierte Substanz den Applikationsort mit einer Geschwindigkeit verläßt, die der dort liegenden Menge proportional ist. Wir gehen also genau so vor wie bei der Entwicklung der Eliminationsgleichung. Die Abnahmegeschwindigkeit für das intramusculäre Depot M ist dann:

$$\frac{dM}{dt} = -k_{12} M \qquad (35)$$

Wenn wir nun noch festsetzen, daß die zur Zeit $t=0$ vorhandene Menge M_0 gleich der applizierten Dosis D ist, so folgt als Lösung:

$$M = M_0 e^{-k_{12}t} = D \cdot e^{-k_{12}t} \qquad (36)$$

Aus dieser Gleichung ergibt sich, welche Substanzmenge M zur Zeit t das Depot noch nicht verlassen hat und folglich noch nicht im Blut eingetroffen ist. Sie ist formal gleich derjenigen, die die Elimination aus dem Blut nach intravenöser Gabe beschreibt (Gl. 5).

Die Menge B, die zur Zeit t bereits in das Blut übergegangen ist, ergibt sich dann als Differenz:

$$B = M_0 - M = D - M$$
$$B = M_0 (1 - e^{-k_{12}t}). \qquad (37)$$

Die Invasionskurve, durch die zu erwartenden Konzentrationen ausgedrückt, lautet dann:

$$y_I = a(1 - e^{-k_{12}t}) \quad \text{mit} \quad a = \frac{D}{V} \tag{38}$$

wobei V das Verteilungsvolumen bezeichnet.

Diese Kurve ist im Experiment aber nicht unmittelbar zugänglich, da ja gleichzeitig die Elimination stattfindet. Die Invasionskonstante k_{12}, die nach dem Gesagten nicht gleichbedeutend ist mit einer Resorptionskonstanten, da sie unter anderem den Verteilungsvorgang enthält, ist somit leider ebenfalls nicht direkt greifbar.

Dost einerseits und Kübler andererseits haben je ein Verfahren zur indirekten Ermittlung entwickelt, auf die später eingegangen werden soll.

b) Konzentrationsverlauf bei gleichzeitiger Invasion und Elimination

Es stellt sich entsprechend die Aufgabe, eine Beschreibung für den Verlauf der Konzentration im Blut bei gleichzeitiger Invasion und Elimination zu finden. Wir kehren damit zurück zu dem Blockdiagramm der Abb. 21 und schreiben zunächst für die Abnahmegeschwindigkeiten der Mengen M und B in den beiden Kompartimenten Muskel und Blut, das heißt Cp_1 und Cp_2:

$$\frac{dM}{dt} = -k_{12}M \qquad M_0 = D \tag{35}$$

$$\frac{dB}{dt} = +k_{12}M - k_{20}B \qquad B_0 = 0 \tag{39}$$

Die Auflösung dieses Systems von Differentialgleichungen führt zu der Gleichung:

$$y = a \frac{k_{12}}{k_{12} - k_{20}} (e^{-k_{20}t} - e^{-k_{12}t}) \tag{40}$$

wobei

$$a = \frac{D}{V} = \frac{M_0}{V}$$

Die Größe a ist identisch mit der fiktiven Anfangskonzentration y_0, die bei der intravenösen Gabe der gleichen Dosis durch Extrapolation ermittelt werden kann. Sie bedeutet die auf das Verteilungsvolumen V bezogene Dosis oder auch diejenige Konzentration, die sich bei sofortiger Verteilung der gesamten Dosis im wirksamen Verteilungsvolumen ergeben würde.

c) Bateman-Funktion

Die Gl. (40) wurde 1910 von Bateman entwickelt und trägt seither seinen Namen (Bateman-Funktion). Sie stellt die mathematische Beschreibung des Zerfalles einer radioaktiven Muttersubstanz in eine ebenfalls radioaktive Tochtersubstanz mit einer eigenen Zerfalls-Halbwertzeit dar.

Da einige in der Nuklearmedizin verwendete kurzlebige radioaktive Tracer-Elemente im Laboratorium als Zerfallsprodukt einer langlebigen Muttersubstanz „abgemolken" werden, ist diese Gleichung auch in ihrem ursprünglichen Zusammenhang für die Medizin nicht ohne praktischen Wert.

Man erkennt hier die Bedeutung des Analogie-Begriffes, der in der angewandten Mathematik eine große Rolle spielt. Die mathematische Beschreibung zweier analoger Vorgänge, – hier Pharmakokinetik und radioaktiver Zerfall – ist identisch. Die Konstanten k, die eine Leistungsfähigkeit des Organismus beschreiben und die Zerfallskonstante λ, die die Wahrscheinlichkeit des Zerfalles eines Atoms angibt, sind einander analog.

Die Gleichung der Bateman-Funktion ist zwar relativ einfach, aber wenig anschaulich. Deshalb ist in den Abb. 22 und 23 eine graphische Darstellung gegeben:

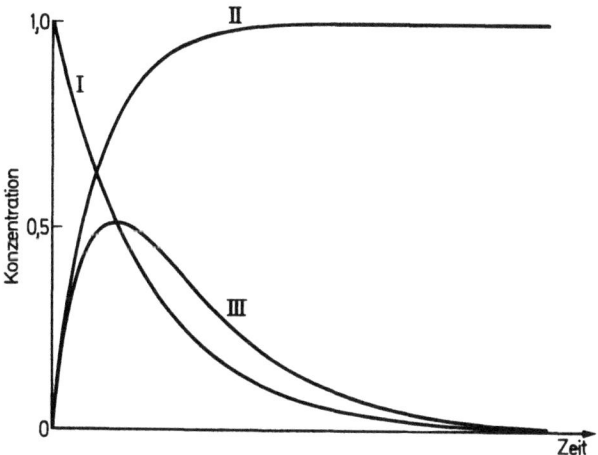

Abb. 22. Bateman-Funktion in linearem Maßstab. I reine Elimination (bei i.v.-Gabe), II reine Invasion, III Kurvenverlauf bei gleichzeitig stattfindender Invasion und Elimination. $k_{12} : k_{20} = 1 : 2$. Ordinate: Konzentration im Blut. Abscisse: Zeit

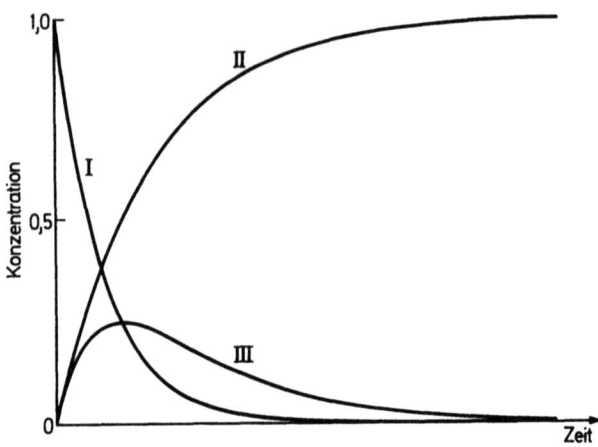

Abb. 23. Wie Abb. 18, jedoch $k_{12} : k_{20} = 2 : 1$

Die Kurve I stellt die einfache Eliminationsfunktion nach intravenöser Gabe dar und entspricht der Gl. (5). Kurve II ist die Invasionskurve, die für die klinische Pharmakologie eine fiktive Funktion ist, da sie isoliert nicht unmittelbar gewonnen werden kann. Kurve III ist die experimentell erhältliche Kurve einer Substanz, die den Applikationsort mengenproportional verläßt und in das Blut eintritt, wo sie sofort dem eliminierenden Apparat anheimfällt.

Die Abb. 22 und 23 unterscheiden sich lediglich darin, daß das Verhältnis der Geschwindigkeitskonstanten k_{12} und k_{20} vertauscht ist. In Abb. 22 geht die Invasion zweimal rascher vor sich als die Elimination, in Abb. 23 verhalten sich Invasion zu Elimination dagegen wie 1 : 2. Bei sämtlichen Kurven ist vollständiger Übertritt derselben Dosis in das Blut angenommen, damit ist a für alle Gleichungen identisch. Der flache Verlauf der Kurve III (Abb. 23) mag deshalb zunächst erstaunlich erscheinen.

Halblogarithmische Darstellung der Bateman-Funktion

Bei der halblogarithmischen Darstellung der Bateman-Funktion treten einige Besonderheiten zutage. Die Kurve steigt von minus Unendlich auf und durchläuft ein Maximum, das gesetzmäßig auf derjenigen Kurve liegt, die der Elimination nach intravenöser Gabe der gleichen Dosis entspricht. Danach nähert sich der Verlauf einer abfallenden Geraden.

In den Abb. 24 und 25 ist der Konzentrationsverlauf nach intravenöser (I) und nach intramusculärer Gabe (III) bei logarithmischer Ordinateneinteilung eingezeichnet. Die unterbrochene Linie (II) ist eine umgekehrtlogarithmische Darstellung der reinen Invasionskurve. Sie stellt durch

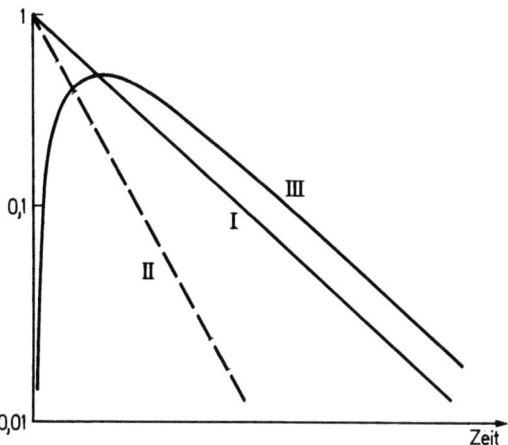

Abb. 24. Bateman-Funktion im halblogarithmischen Raster: I reine Elimination nach i.v.-Gabe, II umgekehrte Darstellung der Invasionskurve (nach Gl. 32), III Kurvenverlauf bei gleichzeitig stattfindender Invasion und Elimination. $k_{12}:k_{20}=2:1$. Ordinate: Konzentration in logarithmischem Maßstab. Abscisse: Zeit in linearem Maßstab

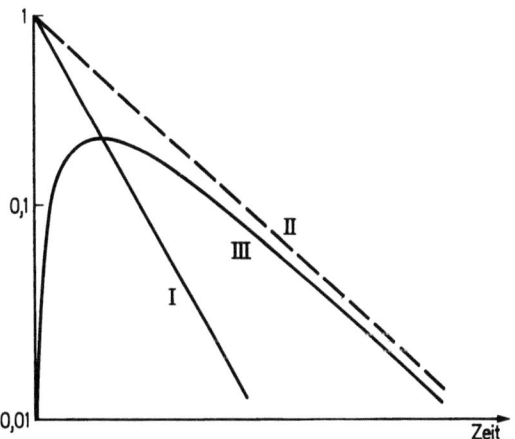

Abb. 25. Wie Abb. 24, jedoch $k_{12}:k_{20}=1:2$. Erläuterung im Text

die Funktion $y=a-y_I$ jene Konzentration dar, um die sich die Invasionskurve y_I vom Grenzwert a unterscheidet. Der Verlauf beschreibt also die Entleerung des intramusculären Depots, die Neigung dieser Geraden ist durch k_{12} bestimmt.

Die Abb. 24 und 25 unterscheiden sich genauso wie die Abb. 22 und 23 durch das Verhältnis von k_{12} zu k_{20} (Abb. 24: $k_{12}:k_{20}=2:1$; Abb. 25:

$k_{12} : k_{20} = 1 : 2$). Man erkennt, daß die Bateman-Funktion im halblogarithmischen Raster asymptotisch in eine Gerade übergeht, die dem *jeweils langsameren* Teilprozeß parallel verläuft.

Aus dem logarithmisch-linearen Abfall der Bateman-Funktion läßt sich also nur dann die Eliminationshalbwertzeit abgreifen, wenn die Invasionskonstante größer ist als die Eliminationskonstante. Im umgekehrten Fall erhält man eine „Invasionshalbwertzeit".

Dies ist eine wichtige Erkenntnis, da die Analyse der Blutspiegelkurve z.B. von intramusculär appliziertem Benzathin-Penicillin oder auch von Eisen, aber auch nach oraler Gabe von Stoffen, welche langsam und deshalb oft unvollständig absorbiert werden (z.B. ebenfalls Eisen) zu einer Fehleinschätzung der Eliminationshalbwertzeit führen würde.

Außerdem ist aus den Abb. 24 und 25 zu erkennen, daß eine Rück-Extrapolation von y_0 aus dem Verlauf des absteigenden Astes der Kurve nicht möglich ist.

Eine Möglichkeit zur Ermittlung der fiktiven Anfangskonzentration y_0 oder a durch graphische Extrapolation ist gegeben unter der Voraussetzung, daß k_{12} größer ist als k_{20} und daß das Maximum der Kurve genügend genau bekannt ist. Dann nämlich läßt sich der Verlauf der reinen Elimination durch Parallelverschiebung des abfallenden Schenkels rekonstruieren. In der Praxis ist dieses Verfahren meist anwendbar, da für die Mehrzahl der Pharmaka, von Depotpräparaten abgesehen, k_{12} wesentlich größer ist als k_{20}. Für den Fall, daß $k_{12} = k_{20}$ ist, versagt dieses Prinzip, da die Kurve dann nicht in eine Gerade übergeht.

Auf eine Besonderheit der Bateman-Funktion wurde bereits hingewiesen: Das Kurvenmaximum liegt gesetzmäßig auf derjenigen Kurve, die nach intravenöser Injektion der gleichen Dosis bestimmt werden kann. Dies kommt in der Abb. 26 deutlich zum Ausdruck. In diesem Diagramm ist dargestellt, welche Kurven bei unterschiedlichen Invasionskonstanten, aber gleicher Eliminationshalbwertzeit zu erwarten sind. Die Dosis ist für sämtliche Kurven dieselbe. Es ist offensichtlich schwer möglich, das Maximum genügend genau zu ermitteln, wenn die Verläufe flach sind.

Außerdem ist klar zu erkennen, daß es nicht zulässig ist, die Eliminationshalbwertzeit dadurch zu ermitteln, daß man die Zeit bestimmt, in welcher die Konzentration von ihrem Maximalwert auf dessen Hälfte absinkt. Der hierbei entstehende Fehler wird bei gleichbleibender Eliminationskonstante mit abnehmender Invasionskonstante immer größer und beträgt bei der flachsten der abgebildeten Kurven bereits 100%. Dieser Fehler wird jedoch im einschlägigen Schrifttum sehr häufig begangen.

Wenn wir beachten, daß die dargestellten Kurven sämtlich der gleichen Dosis entsprechen, wird deutlich, daß die Höhe des Maximums nur dann

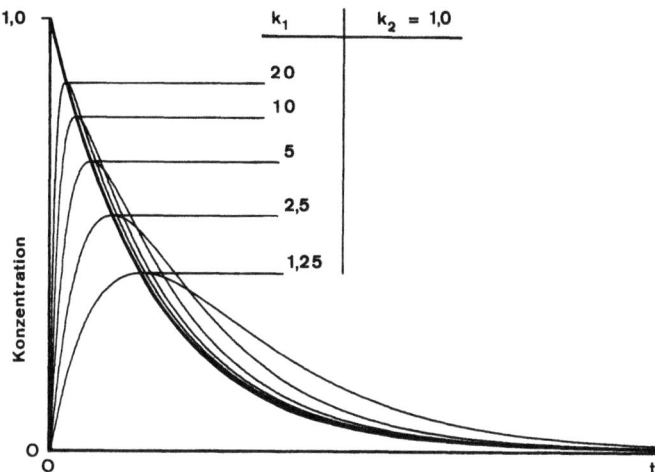

Abb. 26. Verlauf der Bateman-Funktion bei unterschiedlichem k_{12} und gleichbleibendem k_{20}. Die Kurvenmaxima liegen sämtlich auf derjenigen Kurve, die sich bei $k_{12} = \infty$ (rasche i.v.-Gabe) bei der gleichen Dosis ergibt. Jede einzelne Kurve umschließt die gleiche Fläche. Ordinate: Konzentration. Abscisse: Zeit

Maß für die Vollständigkeit der Invasion sein kann, wenn sichergestellt ist, daß die Invasionskonstante in den verschiedenen zum Vergleich durchgeführten Versuchen dieselbe ist.

Dies ist bedeutungsvoll, da das Grundkonzept der Bateman-Funktion für viele Aspekte der enteralen Absorption mit genügender Genauigkeit anwendbar bleibt. Die Einschränkung gilt aber auch dann, wenn der Invasionsprozeß in mehrere Kompartimente aufgegliedert werden muß. Auch in diesem Falle läßt die Gipfelkonzentration Rückschlüsse auf die Vollständigkeit der Invasion nicht zu.

3. Das Prinzip der korrespondierenden Flächen von Dost

Die bisher diskutierten Überlegungen haben zu der Erkenntnis geführt, daß die Höhe der Arzneimittelkonzentration im Blut zu jeder Zeit von mindestens vier Größen abhängt. Es sind dies die in das Verteilungsvolumen aufgenommene Dosis, die Größe des Verteilungsvolumens, die Eliminationskonstante sowie das Zeitverhalten der Invasion, welches im Falle der Bateman-Funktion durch einen einzigen Parameter, in anderen Fällen aber auch durch mehrere Größen definiert ist. Da aber Verteilungsvolumen und Eliminationskonstante einer Substanz für das einzelne Individuum biologische Standardgrößen sind und im Rahmen

biologischer Schwankungen unverändert bleiben, ist eine wesentliche Vereinfachung möglich, wie im Folgenden demonstriert werden soll.
Die Flächen, die die einzelnen in Abb. 26 dargestellten Kurven mit der Zeitachse umschließen, sind sämtlich gleich groß. Ihr Betrag ist

$$S = \frac{a}{k_{20}} = \frac{D}{V \cdot k_{20}} = \frac{D}{Cl_{tot}} \left[\frac{\text{mg} \cdot \text{h}}{\text{ml}} \right] \quad (41)$$

Bei der mathematischen Ermittlung dieser Fläche als dem Integral der Gl. (40) verschwindet der der Invasion zugeordnete Parameter. Die Fläche S ist nur abhängig von der im Blut erschienenen Gesamtdosis und der totalen Clearance Cl_{tot}.

Die Gleichung (41) ist der mathematische Ausdruck des von Dost erkannten Gesetzes der korrespondierenden Flächen in der Pharmakokinetik. In der Literatur wird es auch kurz als das Dostsche Prinzip bezeichnet. Es soll im Folgenden demonstriert werden.

Konzentration

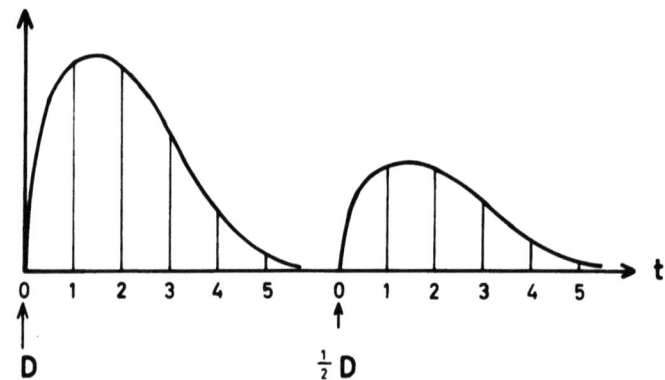

Abb. 27. Konzentrationsverlauf bei gleicher (etwa intramusculärer) Gabe verschiedener Dosen desselben Pharmakon. Die Konzentrationen zu vergleichbaren Meßzeiten verhalten sich wie die applizierten Dosen (1:0,5). Ordinate: Konzentration. Abscisse: Zeit

Abb. 27 stellt einen trivialen Sachverhalt dar: Wenn man zwei verschiedene Dosen einer Substanz auf beliebige, aber für beide Versuche gleiche Weise in die Blutbahn einbringt, so erhält man zu vergleichbaren Zeitpunkten nach der Applikation Konzentrationen im Blut, deren Verhältnis zueinander gleich ist dem Verhältnis der Dosen. Die Konzentrationen zu vergleichbaren Zeiten sind der Dosis proportional. Dasselbe gilt auch für das Produkt dieser Konzentrationen mit vergleichbaren Zeitabschnitten.
Wenn man nun die Zeitachse in sehr kleine Abschnitte aufteilt, so ist die

Summe aller Produkte dieser Abschnitte mit den entsprechenden Konzentrationen gleich der Fläche, die die Konzentrationskurve mit der Zeitachse umschließt. Daraus ist zu folgern, daß die Gesamtfläche unter der Konzentrationskurve derjenigen Stoffmenge proportional ist, mit der das System belastet wurde.

Diese Feststellung ist allgemein gültig: Das Gesetz der korrespondierenden Flächen besagt, daß die Fläche unter der Blutspiegelkurve unabhängig vom Zeitverhalten der Invasion der tatsächlich im Blut erschienen Dosis proportional ist. Dies ist mathematisch und experimentell belegt und stellt keinen Sonderfall der Pharmakokinetik dar. Der Regeltechniker weiß, daß das Integral der Kurve, mit der ein Regelsystem auf eine Störung antwortet, der Größe dieser Störung proportional ist. Auch bei den verschiedensten chromatographischen Verfahren werden die Mengen der einzelnen Komponenten des zu trennenden Gemisches dadurch bestimmt, daß man die Fläche unter den Kurven ausmißt, die das Registriergerät während des Trennvorganges schreibt. Dabei ist in vielen Fällen der Proportionalitätsfaktor durch Erstellung von Eichkurven für die Nachweisbarkeit der einzelnen Komponenten jeweils gesondert zu ermitteln.

Die Unabhängigkeit der Fläche von Art und Geschwindigkeit der Applikation läßt sich im einfachen klinischen Versuch demonstrieren. In Abb. 28 wurde dieselbe Dosis von Paraaminohippursäure durch rasche

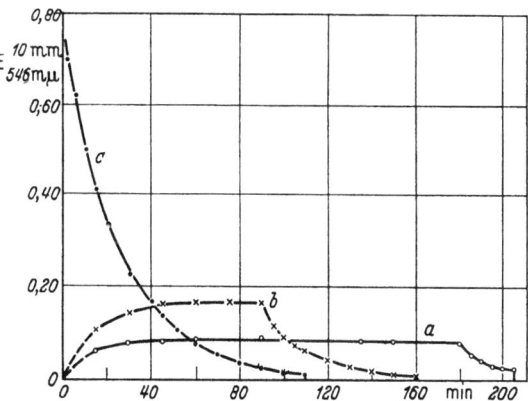

Abb. 28. Konzentrationsverläufe von Paraaminohippursäure beim selben Probanden während und nach intravenöser Gabe von 22,6 mg/kg Körpergewicht. *a* Dauerinfusion über 180 Minuten, *b* Dauerinfusion über 90 Minuten, *c* rasche Einmalinjektion. Sämtliche Kurven sind flächengleich.
Ordinate: Konzentration, dargestellt durch die am Photometer abgelesenen Extinktionswerte des Meßansatzes bei 546 mm und 10 mm Schichtdicke. Abscisse: Zeit in Minuten

Injektion und mit verschiedenen Infusionsgeschwindigkeiten intravenös eingebracht. Die drei Kurven haben unterschiedliche Formen, die Flächen, die sie umschließen, sind jedoch gleich groß.

a) Prüfung auf Vollständigkeit der Invasion

Aus der Proportionalität von Dosis und Fläche ergibt sich die Möglichkeit, die Vollständigkeit der Invasion nach *beliebiger* Applikationsweise quantitativ zu ermitteln. Wenn man nämlich die gleiche Dosis eines Arzneimittels einmal durch intravenöse Injektion sicher vollständig, zum anderen Male zum Beispiel durch enterale Absorption in die Blutbahn einbringt, dann ergibt das Maß der Übereinstimmung der hierbei gewonnenen Flächen das Maß der Vollständigkeit der Absorption.

Da S das Integral der Blutspiegelkurve zwischen Null und Unendlich ist, ist es erforderlich, die Gesamtfläche zu bestimmen. Man muß die Blutspiegelkurve verfolgen, bis sie von Null nicht mehr unterschieden werden kann. Wenn die letzte chemisch bestimmte Konzentration noch einen signifikanten Wert darstellt, kann man den verbleibenden Teil der Fläche aus Gl. (41) durch Einsetzen dieses Wertes anstelle von a erhalten.

Bei der praktischen Durchführung eines Versuches zur Bestimmung der Vollständigkeit der enteralen Invasion ist nur ein geringer Rechenaufwand erforderlich.

Zunächst werden durch rasche intravenöse Injektion einer genau abgemessenen Dosis D_{iv} die Größen y_0, V und k_{20} in der bekannten Weise ermittelt. Die der Dosis D_{iv} korrespondierende Fläche S_{iv} (Abb. 29) ist dann durch die Gleichung (41) gegeben.

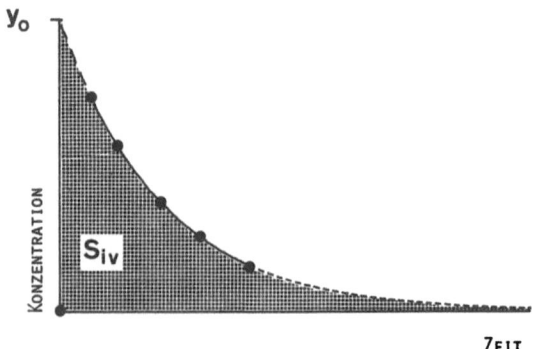

Abb. 29. Korrespondierende Fläche nach intravenöser Applikation einer bekannten Dosis. $S_{iv} = y_o/k_{20}$. Ordinate: Konzentration. Abszisse: Zeit im selben Maß, auf das sich k_{20} bezieht

Anschließend wird eine ebenfalls bekannte Dosis D_{app} auf dem zu untersuchenden Wege, also beispielsweise als Suppositorium zur rectalen Absorption appliziert. Die daraus resultierende Blutspiegelkurve wird nun durch häufige Analysen über denjenigen Zeitraum verfolgt, in welchem die Absorption beurteilt werden soll (Abb. 30).

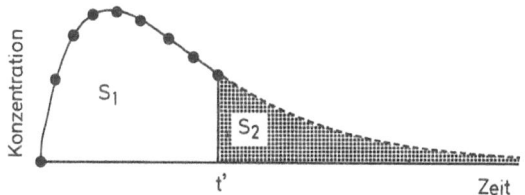

Bestimmung der Flächen
zur Absorptionsprüfung

Abb. 30. Korrespondierende Fläche des absorbierten Anteiles einer auf beliebige Weise applizierten Dosis. $S_{abs} = S_1 + S_2 = S_1 + y_t/k_{20}$. S_1 wird pragmatisch ermittelt. Ordinate: Konzentration. Abscisse: Zeit

Die in Abb. 30 als S_1 bezeichnete Fläche wird pragmatisch ausgemessen. Dies geschieht entweder mittels eines Polarplanimeters oder rechnerisch durch Anwendung der sogenannten Trapezformel.

$$S_1 = \sum_{t_0}^{t'} \frac{y_{n-1} + y_n}{2}(t_n - t_{n-1}) \tag{42}$$

Es kann auch einfach dadurch geschehen, daß man die Kurve auf Millimeterpapier zeichnet, mit einer Schere ausschneidet und das anfallende Papier auf einer Analysenwaage wiegt. In diesem Falle muß das Gewicht allerdings auf die gleiche Dimension $\left[\frac{g \cdot h}{ml}\right]$ umgerechnet werden, wie sie aus den Gleichungen (41) und (42) hervorgeht.

Die auf jedem der angegebenen Wege bestimmte Fläche S_1 zwischen t_0 und t' entspricht dann derjenigen Substanzmenge, die bis zur Zeit $t = t'$ in das Blut eingetreten ist und dieses wieder verlassen hat. Diese Menge wird als *Transit* bezeichnet.

Dagegen ist die der zur Zeit $t = t'$ noch im Blut vorhandenen Menge korrespondierende Fläche S_2 durch die Beziehung

$$S_2 = \frac{y_{t'}}{k_{20}} \tag{43}$$

gegeben.

Die Fläche, die der bis zur Zeit t' vom Applikationsort in das Blut eingedrungenen, also absorbierten Dosis D_{abs} entspricht, ist dann die Summe der beiden Teilflächen

$$S_{abs} = S_1 + S_2 \tag{44}$$

Der Anteil der im zweiten Versuch applizierten Dosis D_{app}, der tatsächlich absorbiert wurde, ist gleich dem Verhältnis der Flächen $S_{abs}:S_{iv}$ unter Berücksichtigung der jeweils verwendeten Dosen, die nicht identisch sein müssen:

$$\frac{D_{abs}}{D_{app}} = \frac{S_{abs}}{S_{iv}} \cdot \frac{D_{iv}}{D_{app}} \tag{45}$$

Die Bestimmung der Absorption eines Pharmakon reduziert sich auf einen Vergleich zweier Flächen, der ohne wesentlichen mathematischen Aufwand und sogar durch den einfachen Vergleich zweier Papiergewichte durchgeführt werden kann. Es ist lediglich eine Anzahl von Konzentrationen im Blut oder Serum zu bestimmen.

Anwendungsbeispiele

Mit Hilfe dieses Prinzips wurde festgestellt, daß Phenylbutazon bei oraler Gabe nahezu vollständig, bei rectaler Applikation in zwei unterschiedlichen Zubereitungen aber nur etwa zur Hälfte aufgenommen wird

Tabelle 1. Die enterale Absorption von Phenylbutazon (Meliobal: Phenylbutazon, Heptabarbital, Amidopyrin als Rectalkapsel)

Applikation	n	Absorption in Prozent der Dosis
oral	5	84,2 ±21
rectal (Phenylbutazon)	11	54,0 ±21
rectal (Meliobal)	15	47,3 ±25

(Tabelle 1). Für den Arzt bedeutet dies, daß die bei oraler Gabe als wirksam erkannte Dosis zu verdoppeln ist, wenn die Indikation zur Applikation von Suppositorien oder Rectalkapseln gestellt ist.
Bei einer derartig antipyretisch und analgetisch und damit symptomatisch wirksamen Substanz kann die erforderliche Dosis bei rectaler Applikation aber auch relativ sicher klinisch austitriert werden. Die Wirkung ist für den Arzt nach kurzer Zeit erkennbar, so daß die Dosis im Einzelfall schrittweise erhöht werden kann, bis sich der gewünschte Erfolg einstellt.
Anders stellen sich die Verhältnisse dar, wenn man Pharmaka betrachtet, deren Wirksamkeit davon abhängt, daß eine bestimmte Mindestkonzentration über längere Zeit nicht unterschritten wird. Dies trifft z.B. für sämtliche antimikrobiell wirksamen Stoffe zu.

In Tabelle 2 findet sich eine Zusammenstellung der Absorptionsverhältnisse von Sulfonamiden bei oraler und rectaler Applikationsweise. Die Absorption nach oraler Gabe ist für alle untersuchten Präparate prak-

Tabelle 2. Absorptionsquoten nach oraler und rectaler Applikation von Sulfanilamiden

Sulfanilamid	oral Mittelwert %	Standardabweichung	rektal Mittelwert %	Standardabweichung	n
Sulfaäthylpyrimidin	101,5		–	–	–
Sulfisomidin	98,3	9,3	30,0	8,6	7
Sulfadimethyloxazol	90,3		39,0	7,3	6
Sulfamethoxydiazin	98,6	$n = 29$	18,0	6,1	8
Sulfadimethoxin	94,5	($v = 24$)	39,0	17,3	6
Sulfafurazol	–		49,0	16,2	6

tisch vollständig, die Standardabweichung als Maß der Unzuverlässigkeit der Angaben beträgt 9,3%.

Bei der rectalen Applikation bestehen jedoch ernstzunehmende Unterschiede. Die Absorptionsquote von Sulfamethoxydiazin liegt deutlich unter der der übrigen Substanzen. Es ist deshalb nicht zulässig, die mit einem einzelnen Sulfonamid gewonnenen Erfahrungen auf ein anderes zu übertragen.

Wesentlicher ist jedoch, daß die Zuverlässigkeit der rectalen Applikation bei verschiedenen Sulfonamiden durchaus unterschiedlich ist. Die Standardabweichungen der rectalen Absorption von Sulfadimethoxin und Sulfafurazol sind signifikant größer als die der übrigen Präparate. Die Berücksichtigung des mittleren Absorptionsverlustes allein kann eine sichere Therapie nicht gewährleisten.

Daraus ist zu folgern, daß Stoffe, deren Wirksamkeit erst nach längerer Zeit erkennbar wird und deren Dosierung deshalb nicht mit der erforderlichen Zuverlässigkeit nach klinischen Kriterien korrigiert werden kann, nicht in der galenischen Form von Suppositorien zugeführt werden sollten. Man liefe sonst Gefahr, unwissentlich eine unwirksame Therapie mit wirksamen Medikamenten zu betreiben. Dabei würde man noch immer solchen Nebenwirkungen den Weg bereiten, die auf einer allergischen Grundlage entstehen.

b) Der Flächensatz zur Ergänzung des pharmakokinetischen Grundversuches

Die rasche intravenöse Injektion als pharmakokinetischer Grundversuch zur Ermittlung der Eliminationshalbwertzeit und des Verteilungsvolu-

mens kann unter bestimmten Umständen zu schwer kontrollierbaren Ergebnissen führen.
Dies ist zu erwarten, wenn der Verteilungsvorgang wesentlich langsamer vor sich geht als die Elimination im engeren Sinne und ein Gleichgewicht im Verteilungsvolumen während der Versuchsdauer nicht zustande kommt. Hier hat man damit zu rechnen, daß das Verteilungsvolumen mit steigender Dosis scheinbar zunimmt, da bei hohen Konzentrationen mehr Substanz in schwer zugängliche Kompartimente eindringen kann.

Um diesen Effekt auszuschalten, kann man das Pharmakon in einer genau abgemessenen Menge so langsam infundieren, daß sich das gewünschte Gleichgewicht aller Kompartimente einstellt. Dabei ist es nicht einmal erforderlich, daß die Infusion streng gleichmäßig vor sich geht. Die Gesamtfläche unter der Konzentrationskurve, vom Beginn der Infusion an bis zur vollständigen Elimination aus dem Blut entspricht dann der infundierten Dosis. Da bei Beendigung der Infusion alle erreichbaren Kompartimente im Gleichgewicht sind, wird die Eliminationskurve bald, das heißt in einer Zeit, zu der sie analytisch noch bestimmbar ist, in einen logarithmisch-linearen Verlauf übergehen. Aus diesem wird die wirksame Eliminationshalbwertzeit für das gesamte Verteilungsvolumen ermittelt, dessen Größe dann durch Gl. (41) bestimmt werden kann.

Das gleiche Verfahren zur Bestimmung der pharmakokinetischen Parameter bietet sich bei solchen Stoffen an, deren rasche Injektion in der erforderlichen Dosierung aus galenischen Gründen nicht möglich ist oder vor der Verteilung zu Konzentrationsspitzen führt, die für die Versuchsperson toxisch oder aber mit unangenehmen Sensationen verbunden sein können.

In diesem Zusammenhang sei darauf hingewiesen, daß die Beziehung zwischen Dosis und Fläche die gleiche ist wie diejenige zwischen Infusionsgeschwindigkeit und der Konzentration y^* im steady state bei der intravenösen Dauerinfusion:

$$\frac{D\,[\text{mg}]}{S\,[\text{mg}\cdot\text{ml}^{-1}\cdot\text{h}]} = \frac{v\,[\text{mg}\,\text{h}^{-1}]}{y^*\,[\text{mg}\,\text{ml}^{-1}]} = V\,[\text{ml}] \cdot k_{20}\,[\text{h}^{-1}] = Cl_{tot}\,[\text{ml}\,\text{h}^{-1}] \quad (46)$$

Es ist lediglich eine Frage der Organisation und der Technik, welchem der beiden möglichen Verfahren der Vorzug zu geben ist. Es kann schwierig sein, eine Dauerinfusion lange genug mit der erforderlichen Genauigkeit gleichförmig aufrechtzuerhalten. Andererseits kann das chemisch-analytische Verfahren dazu zwingen, die Konzentrationen während der Messungen möglichst hoch zu halten. Da in jedem Falle eine reine Eliminationskurve zur Ermittlung von K_{20} erforderlich ist, bietet sich in Zweifelsfällen die intravenöse Kurzinfusion an.

4. Das Gesetz der korrespondierenden Teilflächen von Dost

Das im vorangegangenen Abschnitt verwendete Prinzip kann erweitert werden. Es ist dann gültig für beliebige, kontinuierliche und diskontinuierliche Applikationsweisen und für jegliches pharmakokinetisches Modell, wobei weder das Modell noch der Applikationsmodus mathematisch beschreibbar sein müssen.

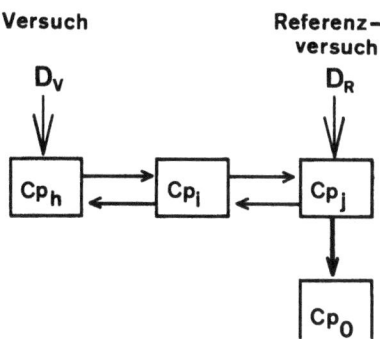

Abb. 31. Allgemeines pharmakokinetisches Modell zur Erläuterung des Gesetzes der korrespondierenden Teilflächen. Allein aus Messungen im Bezugskompartiment Cp_j (z. B. Blut, Plasma) kann das Verhalten einer in ein beliebiges Kompartiment (hier Cp_h) eingebrachten Dosis D_V beschrieben werden, wenn ein Referenzversuch mit einer Dosis D_R im Bezugskompartiment durchgeführt wurde

Betrachten wir zunächst Abb. 31: Eine Dosis D_v sei auf beliebige Weise in das Kompartiment $h(Cp_h)$, das beispielsweise den Magen darstellen möge, eingegeben worden. Die Beurteilung des gesamten Verhaltens der eingebrachten Dosis soll aber anhand von Messungen in Cp_j, das hier dem Blut entsprechen soll, geschehen.

Vom Standpunkt des Meßkompartimentes aus läßt sich nun die insgesamt verabfolgte Menge D_v zu jeder Zeit in vier Teilmengen einteilen, deren Verhältnis zueinander zeitabhängig sein wird. Jeder dieser Teilmengen ist aber ein Teil der Gesamtfläche zugeordnet, die die Konzentrationskurve im Blut zwischen $t=0$ und $t=\infty$ umschließt und welche der Gesamtdosis entspricht.

a) Teilmengen und Teilflächen

Die hier betrachteten Flächen sind für zwei Meßzeiten in Abb. 32 zusammen mit den Bezeichnungen jener Teilmengen, denen sie entsprechen, dargestellt. Zu ihrer experimentellen Gewinnung ist ein Vorversuch mit rascher Applikation einer genügend großen Dosis D_R in das Bezugskompartiment (Cp_j; Blut) zur Gewinnung einer Referenzkurve erforderlich.

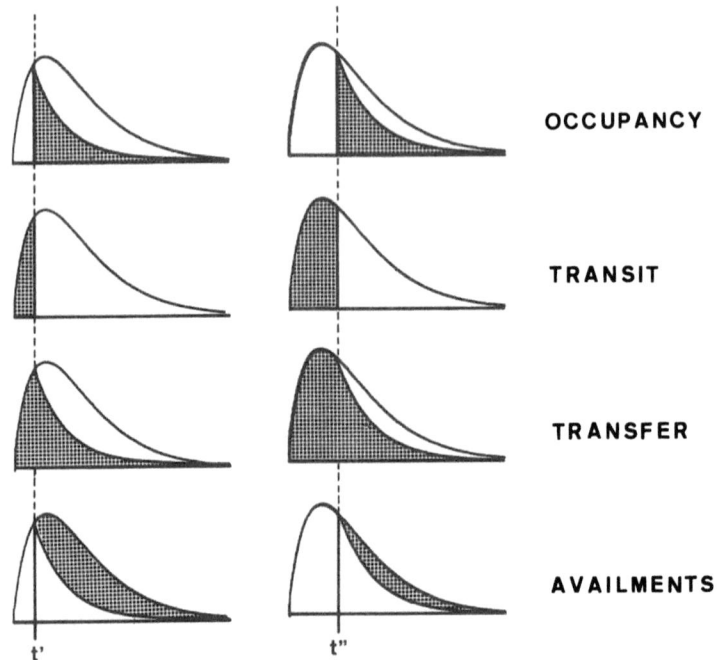

Abb. 32. Die korrespondierenden Teilflächen mit den Bezeichnungen der entsprechenden Teilmengen dargestellt für zwei Meßzeiten t' und t''

Occupancy ist diejenige Teilmenge, die sich zur Zeit t im Blut befindet und dort die meßbare Konzentration y bewirkt. Die ihr entsprechende Fläche kann in der nunmehr bekannten Weise errechnet werden, wenn die Referenzkurve log-linear verläuft. Ist dies nicht der Fall, so darf auf eine mathematische Formulierung verzichtet werden: Die Fläche der Occupancy wird dann pragmatisch (Planimetrie, Trapezregel) aus der Referenzkurve ermittelt als diejenige Fläche, die diese nach Durchlaufen des zur Frage stehenden Konzentrationswertes umschließt.

Transit ist diejenige Menge, die nach ihrem Eintritt in das Blut zur Zeit t bereits irreversibel eliminiert worden ist. Bei einer ausschließlich renal ausgeschiedenen Substanz wäre sie zur Zeit t im Urin bestimmbar. Sie ist durch das Integral der Blutspiegelkurve von 0 bis t und damit durch die Fläche unter der Kurve bis zum Beobachtungszeitpunkt repräsentiert. Eine graphische Darstellung des zeitlichen Verlaufes des Transit entspricht einer sogenannten „kumulativen Ausscheidungskurve".

Transfer bezeichnet in Erweiterung des bisherigen Begriffes aus den steady state-Betrachtungen diejenige Menge, die bis zur Zeit t aus dem Applikationskompartiment Cp_h über Cp_i in das Blut eingetreten war und als resorbiert gelten kann. Diese Menge wird zum Teil wieder ausgeschieden sein (Transit), zum Teil aber noch im Blut kreisen (Occupancy). Die korrespondierende Fläche ist demnach die Summe der soeben beschriebenen, ihr zeitlicher Verlauf entspricht der Invasionskurve, auf der man beispielsweise erkennen kann, ob weitere Kompartimente zwischen Applikationsort und Blut den Invasionsvorgang bestimmen.

Auf diese Weise gewonnene Invasionskurven von Eisen nach oraler Gabe sind in der Abb. 33 dargestellt. Man erkennt, daß ein gesundes Kind etwa 22% der verabfolgten Dosis absorbiert und daß der Vorgang nach vier Stunden als abgeschlossen gelten kann.

Dagegen nimmt ein Kind mit schwerem Eisenmangel rund 65% auf. Bei diesem Kind wurde eine erhebliche Erweiterung des Magens mit

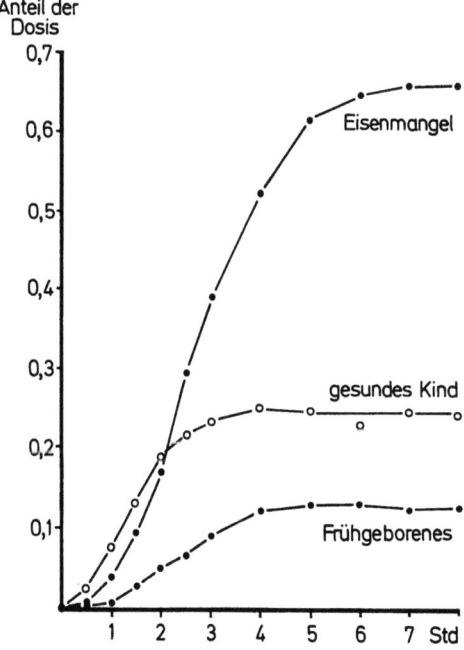

Abb. 33. Die Absorption eines oral verabfolgten Eisenpräparates bei drei Kindern. Untere Kurve: Frühgeborenes mit Eisenmangel. Mittlere Kurve: 15jähriges gesundes Mädchen. Obere Kurve: 2 Jahre alter dystropher Junge mit schwerstem Eisenmangel und hochgradiger Magenerweiterung. Ordinate: Absorbierter Anteil der verabfolgten Dosis. Abscisse: Zeit in Stunden

Entleerungsverzögerung nachgewiesen. Daraus erklärt es sich, daß hier der Invasionsvorgang sehr viel länger andauert.
Bei gesunden Frühgeborenen ist die Ausnutzung oral verabreichten Eisens bekanntlich sehr ungünstig. Die Abbildung zeigt, daß die Invasionskurve nicht nur flacher, sondern auch deutlich verzögert verläuft.
Availments kennzeichnet denjenigen Anteil der Gesamtmenge, der zur Zeit t das Blut noch nicht erreicht hat, der aber *noch zur Invasion ansteht*. Diese Teilmenge beinhaltet also nicht denjenigen Teil der Dosis, der auch in langer Zeit nicht aufgenommen werden kann, sei es, daß er am Applikationsort chemisch verändert wird, sei es, daß er etwa bei enteraler Gabe unverändert im Stuhl erscheint. Die Korrespondierende Fläche ist die Differenz zwischen der Gesamtfläche S_3 und derjenigen, die dem Transfer entspricht.

b) Umrechnung von Flächen in Substanzmengen

Für die Umrechnung von Flächen in Substanzmengen bleiben die bisher dargestellten Beziehungen auch dann gültig, *wenn die mathematische Formulierung des zugrundeliegenden pharmakokinetischen Modelles nicht gelingt oder nicht interessiert.*
Für ein Ein-Kammermodell galt bei vollständiger Invasion:

$$S = \frac{D}{Cl_{tot}} = \frac{y_0}{k_{20}}. \tag{41}$$

Bezeichnen wir die zeitabhängigen Teilmengen
1. Occupancy (Oc), 2. Transit (Ts), 3. Transfer (Tf) und 4. Availments (Av) allgemein mit $m_i(t)$ (z. B. mg), so ergeben sich die einzelnen Mengen als das Produkt der jeweils korrespondierenden Teilflächen $S_i(t)$ und der wirksamen totalen Clearance $\overline{Cl}_{tot}$:

$$m_i(t) = S_i(t) \cdot \overline{Cl}_{tot} \tag{47}$$

Diese Gleichung ist die allgemeinste Formulierung des Flächensatzes, der demnach auch zur Ermittlung von Clearances herangezogen werden kann.

5. Allgemeine Betrachtung von Mehr-Kompartimenten-Modellen

Häufig stellt sich der Kurvenverlauf eines Pharmakon im Blut im halblogarithmischen Raster nicht als Gerade dar. Das wird immer dann der Fall sein, wenn der Verlauf durch mehr als ein einziges Kompartiment bestimmt ist. Ein Beispiel hierfür ist die bereits besprochene

Bateman-Funktion, bei welcher sich die Geschwindigkeiten der Invasion und der Elimination überlagern.
Dasselbe Phänomen wird aber auch zu beobachten sein, wenn etwa der Vorgang der Verteilung im Organismus so lange Zeit beansprucht, daß er nicht, wie bisher unterstellt wurde, ohne weiteres vernachlässigt werden darf. In diesem Falle muß ein Modell betrachtet werden, welches aus einem Kompartiment „Blut" oder besser, dem „zentralen Kompartiment" und wenigstens einem sogenannten Seitenkompartiment besteht (Abb. 34).

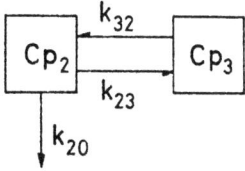

Abb. 34. 2-Kammer-Modell mit dem zentralen (Cp_2) und einem Seitenkompartiment (Cp_3), welches einen Teil der Dosis reversibel aufnimmt. Bei i. v. Applikation ist ein biphasischer Konzentrationsverlauf zu erwarten

Das Zusammenwirken zweier Kompartimente wird dann zu einem Kurvenverlauf führen, der zwei Phasen erkennen läßt: Die Bateman-Funktion ist in ihrem Anfangsteil durch Invasion und Elimination zugleich, mit fortschreitender Zeit aber durch den langsameren dieser beiden Prozesse, Invasion oder Elimination, allein bestimmt.
Bei intravenöser Injektion eines Stoffes, der sich langsam nach außerhalb des Meßkompartimentes „Blut" verteilt, wird die erste Phase überwiegend durch Elimination und Verteilung bestimmt sein, während der Verlauf später vor allem durch Elimination und Rückverteilung geprägt ist. Man spricht hier häufig von einer Alpha- und einer Beta-Phase.
Die detaillierte Darstellung der Herleitung der Konzentrationsgleichung aus dem Blockdiagramm über das Differentialgleichungssystem würde den Rahmen dieser Erörterung überschreiten. Einfachere und praktisch handhabbare Zusammenhänge müssen jedoch besprochen werden.

a) Die zusammengesetzte *e*-Funktion

Grundsätzlich gilt, daß der Verlauf der Konzentration im Blut in Mehr-Kompartimentensystemen mathematisch als Summe von ebenso vielen einzelnen *e*-Funktionen zu beschreiben ist, als relevante, das heißt die Kurve erkennbar verformende Kompartimente wirksam sind.

Allgemein gilt somit:

$$y = \sum_{j=1}^{n} C_j e^{-\gamma_j t}$$

$$= C_1 e^{-\gamma_1 t} + C_2 e^{-\gamma_2 t} \cdots + C_n e^{-\gamma_n t} \qquad (48)$$

wobei n die Anzahl der erkennbaren Kompartimente bedeutet, die Koeffizienten C_j und die Exponenten γ_j biologische Konstanten darstellen. Sie entsprechen formal der fiktiven Anfangskonzentration y_0 und der Eliminationskonstanten, aber sie sind stets aus den das Modell beschreibenden (z.B. im Blockdiagramm vermerkten) Konstanten zusammengesetzte Größen und werden deshalb als Hybridkonstanten bezeichnet. Für die Modellkonstanten (k_{ij}) selbst ist zur erleichterten Unterscheidung die Bezeichnung Mikrokonstanten üblich geworden.

So lautet die allgemeine Form der Bateman-Funktion, die durch $n = 2$ Kompartimente bestimmt ist:

$$y = \sum_{1}^{2} C_j e^{-\gamma_j t} = C_1 e^{-\gamma_1 t} + C_2 e^{-\gamma_2 t} \qquad (49)$$

mit

$$C_1 = \frac{D \cdot k_1}{V(k_1 - k_2)} \quad \text{und} \quad C_2 = -\frac{D \cdot k_1}{V(k_1 - k_2)}$$

In diesem speziellen Fall wird kein Austausch zwischen den beiden Kompartimenten, sondern lediglich ein *irreversibler Übertritt* des Pharmakon vom intramusculären Depot ins Blut angenommen.

Dann und nur dann wird:

$$\gamma_1 = k_1 \quad \text{und} \quad \gamma_2 = k_2 \qquad (50)$$

In allen Fällen dagegen, wo mehrere Kompartimente sich *gegenseitig* beeinflussen, werden die Exponenten (γ_j) kompliziertere, aus allen beteiligten Transportkonstanten resultierende Größen sein. Die mathematische Formulierung der im Blockdiagramm sonst so anschaulichen Zusammenhänge wird dadurch schwierig zu bewerten.

b) Zerlegung in einzelne *e*-Funktionen

Gelingt es dagegen, die in einer Blutspiegelkurve enthaltene $nC;\gamma$-Paare zu bestimmen, so lassen sich daraus wertvolle Informationen gewinnen, wobei kein anderes als das bisher beschriebene Rüstzeug benötigt wird.

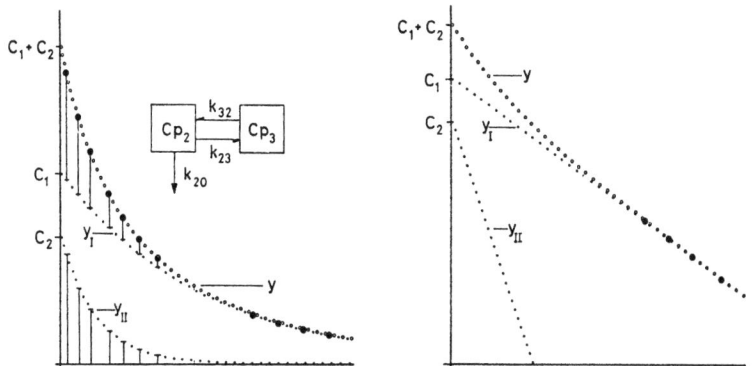

Abb. 35. Biphasischer Konzentrationsverlauf entsprechend dem eingezeichneten Modell. Man erkennt bei linearer Darstellung (links), daß $y = y_I + y_{II}$. Bei logarithmischer Darstellung (rechts) werden y_I und y_{II} zu Geraden. Die Summenkurve wird erst zur Geraden, wenn y_{II} irrelevante Werte bekommt.

In Abb. 35 ist die Verlaufskurve y nach intravenöser Applikation für das 2-Kammer-Modell in linearem und logarithmischem Raster dargestellt:

$$y = C_1 e^{-\gamma_1 t} + C_2 e^{-\gamma_2 t} \qquad (51\,a)$$

sowie die beiden Teilprozesse:

$$y_I = C_1 e^{-\gamma_1 t} \quad \text{und} \quad y_{II} = C_2 e^{-\gamma_2 t} \qquad (51\,b)$$

Dabei ist $|\gamma_1|$ kleiner als $|\gamma_2|$. Man erkennt, daß der Übergang in einen monoexponentiellen Verlauf ganz einfach dadurch zustande kommt, daß der Prozeß mit dem größeren γ mit fortschreitender Zeit rascher gegen Null strebt und somit schneller irrelevant wird als der langsamere Vorgang, der dann allein das Geschehen bestimmt.

Das Parameterpaar C_1; γ_1 kann nun in der gleichen Weise bestimmt werden wie bisher die Größen y_0 und k_2: Im späten Verlauf der Kurve werden Meßpunkte aufgesucht, die sich im halblogarithmischen Raster zwanglos durch eine Gerade verbinden lassen. Diese liefert dann in ihrem Schnittpunkt mit der Ordinate den Wert C_1 und durch ihre Halbwertzeit die Konstante γ_1:

$$\gamma_1 = \frac{\ln 2}{t_{50\%\,I}} \qquad (52)$$

Bildet man nun die Differenzen der so ermittelten Funktion zu denjenigen Meßwerten, die nicht auf der eben gefundenen Geraden liegen, so erhält man wegen

$$y_{II} = (y - C_1 e^{-\gamma_1 t}) = C_2 e^{-\gamma_2 t} \qquad (53)$$

eine Punktfolge, die ebenfalls im logarithmischen Raster eine Gerade bildet und die deshalb die Parameter C_2; γ_2 liefert.

Dieses Verfahren, das sich auch auf mehr als zwei C; γ-Prozesse anwenden läßt, wird als *sukzessives Abschälen* bezeichnet. Es wird um so wirksamer sein, je größer der Unterschied zwischen den einzelnen γ ist. Wegen der fortlaufenden Differenzbildung wird allerdings mit zunehmender Zahl der Abschäl-Schritte auch der Schätzfehler für ein weiteres C; γ-Paar zunehmen.

Wendet man dieses Verfahren auf die Bateman-Funktion an (Abb. 36), so werden die Differenzen y_2 im aufsteigenden Ast negativ sein. Sie liegen dann auf einer Kurve, die von *unten* asymptotisch gegen die Abscisse strebt. Man wird deshalb die Absolutwerte dieser Differenzen in die logarithmische Skala einzeichnen und beachten, daß C_2 ein negatives Vorzeichen erhalten muß.

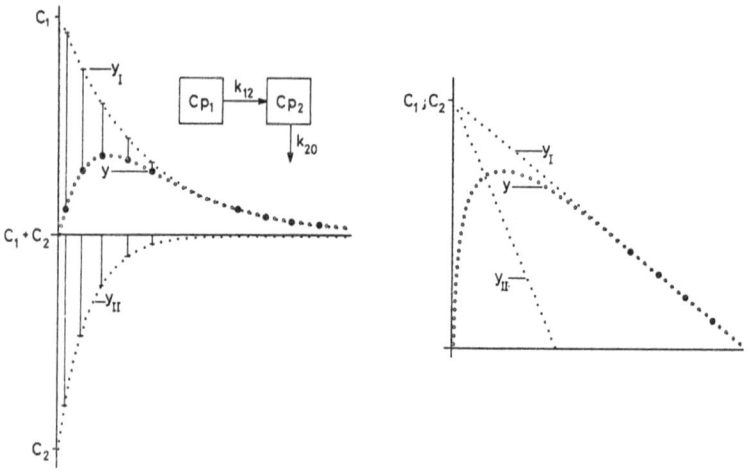

Abb. 36. Biphasischer Konzentrationsverlauf der Bateman-Funktion. Im linearen Raster (links) ist sie als Summe aus einer positiven und einer negativen Exponentialfunktion dargestellt. Die Anfangsbedingungen von y_I und y_{II} haben entgegengesetzte Vorzeichen, ihr Absolutwert ist gleich. Im logarithmischen Raster (rechts) ergeben die Absolutwerte von $y_{II} = y - y_I$ eine Gerade. y verläuft erst dann linear, wenn y_{II} nicht mehr von Null unterscheidbar ist

c) Praktische Bedeutung der C; γ-Darstellung

Die Halbwertzeit

Die Darstellungsweise einer Konzentrationskurve nach intravenöser Injektion als Summe von e-Funktionen (Gl. 48) beinhaltet, daß es nicht möglich ist, das Verhalten des betrachteten Stoffes im Organismus durch eine einzige Halbwertzeit zu charakterisieren. Es ist aber durchaus üblich, die Halbwertzeit des langsamsten, beim Abschälen als erstem ermittelten C; γ-Prozesses anzugeben:

$$t_{50\%\,1} = \frac{\ln 2}{\gamma_1} \tag{54}$$

Man bezeichnet diese häufig als „biologische Halbwertzeit". Damit soll ausgedrückt werden, daß die Elimination der betrachteten Substanz aus dem Körper — nicht nur aus dem Blut — nach einer gewissen Zeit ausschließlich durch den langsamsten C; γ-Prozeß bestimmt wird. Das bedeutet dann, daß das Verhältnis der Konzentrationen in den verschiedenen Kompartimenten zueinander nahezu ausgeglichen ist und bis zur endgültigen Elimination praktisch konstant bleibt. Dieser Zustand wird als *Pseudo-Gleichgewicht* bezeichnet.

Selbstverständlich kann man zur anschaulicheren Charakterisierung jedes C; γ-Prozesses dessen Halbwertzeit ermitteln. Man muß aber streng beachten, daß diese Halbwertzeiten einzelnen Komponenten und nicht einzelnen Phasen oder Abschnitten der Konzentrationskurve zuzuordnen sind und daß sie auch nicht das Verhalten einzelner Kompartimente beschreiben.

Fläche, Clearance und Eliminationskonstante

Die Beurteilung der enteralen Absorption nach Gl. 45 ist auch bei Mehr-Kompartimentenmodellen gültig. Die Fläche unter der Gesamtkurve wird dabei als Summe von Einzelflächen ermittelt, die gemäß Gl. 41 aus jedem einzelnen C; γ-Paar berechnet werden:

$${}_0^\infty S = \sum \frac{C_j}{\gamma_j} \tag{55}$$

und gleichfalls gemäß Gl. 41 gilt für die totale Clearance:

$$Cl_{tot} = \frac{D}{{}_0^\infty S} = \frac{D}{\sum \dfrac{C_j}{\gamma_j}} \tag{56}$$

Das bedeutet aber, daß die totale Clearance um so stärker *überschätzt* wird, je großzügiger auf die Analyse früher Abschnitte der Konzentrationskurve verzichtet wird bzw. wenn wegen des Zeitplanes bei der Blutentnahme rasche Prozesse nicht erfaßt werden. In diesem Falle wird der Nenner in der Gl. 56 um den Betrag C/γ des vernachlässigten Prozesses zu klein.

Für die eigentliche Eliminationskonstante aus dem Blut, die Mikrokonstante k_{20} (im Angelsächsischen Schrifttum meist k_{el}) gilt dann:

$$k_{20} = \frac{\sum C_j}{\sum \frac{C_j}{\gamma_j}} \tag{57}$$

Es ist aber sinnlos, hieraus eine Halbwertzeit ermitteln zu wollen, da diese lediglich angäbe, wie rasch die Substanz ausgeschieden werden würde, falls keine Seitenkompartimente vorhanden wären. k_{20} (oder k_{el}) kennzeichnet aber durchaus die Leistungsfähigkeit des eliminierenden Systems.

Intravenöse Dauerinfusion und Fließgleichgewicht

Wenn aus dem Konzentrationsverlauf nach intravenöser Injektion der Dosis D_{test} die Hybridkonstanten C_j und γ_j ermittelt wurden, so läßt sich der Kurvenverlauf bei intravenöser Dauerinfusion eines beliebigen Dosisstromes $\dot{D}$ (Dosis/Zeit) angeben:

$$y_{Infusion} = \frac{\dot{D}}{D_{test}} \sum \frac{C_j}{\gamma_j} (1 - e^{-\gamma_j t}) \tag{58}$$

Dabei ist berücksichtigt, daß die C_j unmittelbar von der beim Grundversuch verwendeten Dosis D_{test} abhängig sind.

Durch Einsetzen von $t = \infty$ ergibt sich die Konzentration im Fließgleichgewicht (steady state):

$$y^* = \frac{\dot{D}}{D_{test}} \cdot \sum \frac{C_j}{\gamma_j} = \frac{\dot{D}}{Cl_{tot}} \tag{59}$$

Bemerkenswert ist dabei, daß diese Konzentration ausschließlich vom Dosisstrom $\dot{D}$ und der totalen Clearance abhängt und daß die in der Gl. 46 angegebenen Gesetzmäßigkeiten von der Art des pharmakokinetischen Modelles unabhängig sind: bei gleicher totaler Clearance und gleichem Dosisstrom unterscheiden sich die Infusionskurven in verschiedenen Modellen nur in ihrer Form, nicht aber im Grenzzustand (Abb. 37).

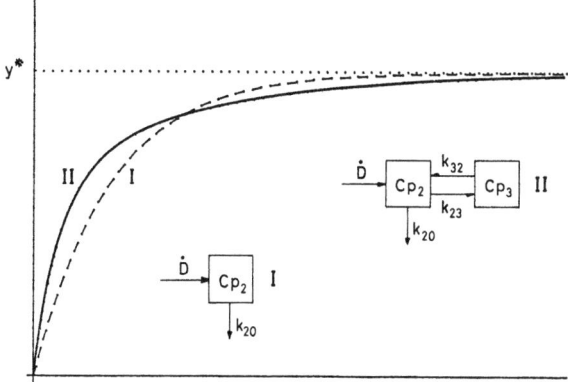

Abb. 37. Intravenöse Dauerinfusion. Gegenüberstellung des Verlaufes bei einem Modell aus einem (I) und zwei (II) Kompartimenten unter der Annahme gleicher totaler Clearance. Die Grenzkonzentration ist nur abhängig von Clearance und Dosisstrom. Deshalb ist die klassische Methode der Clearancebestimmung mittels Dauerinfusion auch bei komplizierten Modellen anwendbar. $\dot{D}$ = Dosisstrom. Ordinate: Konzentration in linearem Maßstab. Abscisse: Zeit, beides in willkürlichen Einheiten

Verteilungsvolumina

Bei Mehr-Kompartimentenmodellen entspricht das Lösungsvolumen, welches für das Pharmakon *insgesamt* erreichbar ist, der Summe der Kompartimente.
Die fiktive Anfangskonzentration y_0, die sich für $t = 0$ aus Gl. 48 ergibt, nämlich

$$y_0 = \sum C_j \tag{60}$$

ist bei extravasaler Applikation = 0. Sie entspricht aber bei intravenöser Applikation nur demjenigen Volumen, in welches die Dosis unmittelbar eingebracht worden war und von welchem aus das Pharmakon die übrigen Kompartimente durch Transport oder Diffusion, aber auch durch reversible chemische Umsetzung erreichen wird. Die Größe dieses *zentralen Verteilungsvolumens*

$$V_{central} = \frac{D}{\sum C_j} \tag{61}$$

wird mit zunehmend häufigeren Blutentnahmen und dadurch zunehmender Anzahl erkennbarer C; γ-Prozesse immer kleiner geschätzt werden. Das kleinste denkbare zentrale Verteilungsvolumen ist das Plasmavolumen (z. B. bei extremer und fester Plasma-Eiweißbindung).

Die Größe des *Gesamtverteilungsvolumens* läßt sich ebenfalls aus der $C; \gamma$-Darstellung ermitteln. Die oftmals schwierige detaillierte mathematische Aufschlüsselung des Modells ist nicht erforderlich. Das Verfahren ist deshalb unabhängig davon, wie die einzelnen Kompartimente miteinander verknüpft sind, da deren Summe unmittelbar gefunden wird: Im Fließgleichgewicht während intravenöser Dauerinfusion besteht vollständiger Konzentrationsausgleich zwischen sämtlichen Kompartimenten. Dabei wird unterstellt, daß diese Konzentration durch die steady state-Konzentration y^* im Blut repräsentiert wird. Kennt man nun die Substanzmenge M^*, die diese Konzentration bewirkt, so ergibt sich das — gedanklich vom steady state hergeleitete — Verteilungsvolumen V_{ss} per definitionem als

$$V_{ss} = \frac{M^*}{y^*} \tag{62}$$

y^* ist in Gl. 59 angegeben; ein Gedankenexperiment liefert M^*. Nimmt man an, eine Dauerinfusion (Gl. 58) werde nach Erreichen des Gleichgewichtes abgebrochen und setzt man den Zeitpunkt des Abbruches als $t = 0$, so würde die Konzentration von diesem Zeitpunkt an gemäß

$$y = k_{20} \sum \frac{C_j}{\gamma_j} e^{-\gamma_j t} \tag{63}$$

abfallen. Die Substanzmenge, die der Konzentration y^* entsprach, würde dann zwischen $t = 0$ und $t = \infty$ „auslaufen". Sie kann somit über den Flächensatz (Gl. 46) ermittelt werden:

$$M^* = Cl_{tot} \cdot {_0^\infty}S_{Auslauf} \tag{64a}$$

$$M^* = Cl_{tot} \cdot \sum \frac{C_j}{\gamma_j^2} \tag{64b}$$

Daraus ergibt sich die Möglichkeit, V_{ss} aus den Ergebnissen der intravenösen Einmalinjektion allein zu bestimmen:

$$V_{ss} = D \cdot \frac{\sum \frac{C_j}{\gamma_j^2}}{\left(\sum \frac{C_j}{\gamma_j}\right)^2} \cdot \tag{65a}$$

$$V_{ss} = V_{Central} \cdot \frac{\sum \frac{C_j}{\gamma_j^2}}{\left(\sum \frac{C_j}{\gamma_j}\right)^2} \cdot \sum C_j \tag{65b}$$

$$V_{ss} = \frac{Cl_{tot}^2}{D} \cdot \sum \frac{C_j}{\gamma_j^2} \tag{65c}$$

Nicht allzuhäufig lassen die experimentellen Gegebenheiten den Nachweis von mehr als 2 und bei extravasaler Applikation von 3 Kompartimenten zu, wenn nicht Rechenautomaten eingesetzt werden. Die hier gegebene Darstellung ist aber allgemein gültig und insoweit Modellunabhängig, als lediglich vorausgesetzt wird, daß die Elimination ausschließlich vom zentralen Kompartiment aus erfolgt.

Der Rechenaufwand wird im häufigsten Fall von 2 Kompartimenten sehr viel einfacher, als es die hier angegebenen Gleichungen zunächst erkennen lassen. Es ist deshalb durchaus praktisch möglich, etwa zur Nierenfunktionsprüfung die Clearances von Inulin, Phenolrot oder Cr-EDTA, welche einem 2-Kompartimentenmodell gehorchen, statt mittels der Dauerinfusion (Gl. 58) durch die intravenöse oder gar intramusculäre Einmalinjektion (Gl. 40) zu bestimmen.

VI. Pharmakokinetik und Therapie

1. Vorbemerkungen

In den bisherigen Ausführungen waren im wesentlichen deskriptive und analytische Gesichtspunkte der Pharmakokinetik behandelt worden. Dabei wurde aufgezeigt, wie einzelne Pharmaka unabhängig von pharmakologisch-toxikologischen Eigenarten durch quantitative Angaben über ihr Verhalten im menschlichen Organismus charakterisiert werden können. Daneben wurde dargestellt, daß die pharmakokinetischen Parameter geeigneter Teststoffe die Leistungsfähigkeit von Organen und Organsystemen beschreiben. *Damit ist die Pharmakokinetik ein Werkzeug klinisch-physiologischer und klinisch-pathophysiologischer Forschung und Grunglage der verschiedensten funktionsdiagnostischen Verfahren ärztlicher Routine.*
Im folgenden Abschnitt soll auf einige Fragen der *praktischen Nutzanwendung* in der Arzneibehandlung eingegangen werden.
Die Wirksamkeit eines Arzneimittels ist abhängig von seiner Konzentration am Wirk-Receptor. Dies gilt sowohl für diejenigen Receptoren, deren pharmakologische Beeinflussung den gewünschten therapeutischen Effekt hervorrufen, als auch für solche, die bei Änderung ihres Zustandes zu toxischen Erscheinungen führen. Es kann sich in beiden Fällen auch um den gleichen Receptor handeln.
Bei den praktisch anwendbaren Medikamenten besteht jedoch ein quantitativer Unterschied zwischen der therapeutisch wirksamen und der vom toxikologischen Standpunkt aus maximal vertretbaren Konzentration.
Das Verhältnis dieser beiden Konzentrationen für ein Arzneimittel ist ein Maß seiner therapeutischen Breite.
Die minimal erforderliche Konzentration ist für die meisten antimikrobiell wirksamen Stoffe genau bekannt. Bei anderen Stoffen kennt man zumindest diejenige Konzentration im Blut, bei der ein pharmakologischer Effekt soeben auftritt.
Diejenige Substanzmenge, die gegeben werden muß, um die gewünschte Konzentration zu erreichen, errechnet sich leicht aus dem Verteilungsvolumen und eben der geforderten Konzentration. Kennt man die thera-

peutische Breite des Stoffes, so ergibt sich ferner zwanglos die zulässige Höchstdosis.
Im allgemeinen genügt es jedoch nicht, die notwendige Konzentration im Blut und am Receptor zu erreichen. Es ist außerdem erforderlich, diese Konzentration über genügend lange Zeit aufrecht zu erhalten. Dies ist nur möglich durch die Schaffung von steady-state-Bedingungen, wie sie im Abschnitt über die Dauerinfusion besprochen wurden.
Dagegen erzeugt man in der Praxis im allgemeinen durch eine einmalige Gabe Konzentrationen im Blut, die das therapeutisch erforderliche Minimum um ein vertretbares Maß überschreiten und erreicht damit, daß die Konzentrationen über längere Zeit genügend hoch bleiben. Dies wird besonders bewirkt durch sogenannte Langzeit- oder Ultra-Langzeitpräparate beispielsweise aus den Gruppen der Sulfonamide, Tetracycline und Barbiturate, bei denen die Verzögerung durch eine sehr langsame Elimination mit Halbwertzeiten in der Größenordnung von Tagen zustande kommt.
Ein zweiter Weg ist in der Verwendung von sogenannten Depotpräparaten zu sehen. Hier ist der Invasionsvorgang durch die Wahl der galenischen Zubereitungsform zum Teil extrem verzögert. Bei Kristallsuspensionen wie dem Benzathin-Penicillin und einigen Corticosteroid-Präparaten ist die Löslichkeit des Pharmakon im Gewebswasser am Applikationsort der geschwindigkeitsbestimmende Schritt. Bei öligen Präparaten ist die Diffusion im Lösungsmittel ausschlaggebend. Daneben werden orale Präparate angeboten, bei denen der Wirkstoff in Schichten unterschiedlicher Löslichkeit eingebettet ist oder von einem Ionenaustauscher verzögert freigegeben wird, so daß der Invasionsvorgang gleichfalls langsamer vor sich geht (sog. Retard-Präparate).

2. Wiederholte Arzneimittelgabe

Die Möglichkeiten der Therapie mit Langzeit- und Depot-Präparaten sind jedoch begrenzt. Im allgemeinen ist man gehalten, wiederholte Dosen zu applizieren.
Es liegt auf der Hand, daß die erforderliche Minimalkonzentration um so länger überschritten bleibt, je größer man die einzelne Dosis wählt. Die Größe der Einzeldosis ist jedoch durch den toxischen Konzentrationsbereich begrenzt.
Minimal erforderliche Konzentration, möglicherweise toxische Konzentration und Eliminationshalbwertzeit liefern uns die Grenzen einer sinnvollen Dosierung, da abgesehen von den Depot-Präparaten die Invasion der meisten Pharmaka so rasch vor sich geht, daß sie für diese Belange

praktisch außer acht gelassen werden kann. Im Folgenden wird deshalb wieder von den Verhältnissen bei intravenöser Gabe ausgegangen.

a) Dauer der sogenannten Kumulation

Das Exponentialgesetz der Elimination bringt es mit sich, daß die Konzentration einer einverleibten Substanz im Blut zwar eine vorgegebene Minimalgrenze nach einer endlichen, berechenbaren Zeit unterschreitet, daß sie aber theoretisch niemals, bzw. erst nach unendlich langer Zeit Null erreicht.

Tabelle 3. Wertetafel für die Funktion $y = 2^{-\varepsilon}$. ε ist eine auf die Halbwertzeit $t_{50\%}$ eines Pharmakon normierte Zeitangabe

ε	$2^{-\varepsilon}$	ε	$2^{-\varepsilon}$	ε	$2^{-\varepsilon}$
0,00	1,0000	0,00	1,0000	0,00	1,00000
0,01	0,9931	0,10	0,9330	1,00	0,50000
0,02	0,9862	0,20	0,8706	2,00	0,25000
0,03	0,9794	0,30	0,8123	3,00	0,12500
0,04	0,9727	0,40	0,7579	4,00	0,06250
0,05	0,9659	0,50	0,7071	5,00	0,03125
0,06	0,9593	0,60	0,6598	6,00	0,01563
0,07	0,9526	0,70	0,6156	7,00	0,00781
0,08	0,9461	0,80	0,5743	8,00	0,00391
0,09	0,9395	0,90	0,5359	9,00	0,00195
0,10	0,9330	1,00	0,5000	10,00	0,00098

In Tabelle 3 ist angegeben, welcher Anteil eines intravenös zugeführten Stoffes nach verschiedenen Zeiten im Körper verbleibt, wobei als Zeiteinheit die Eliminationshalbwertzeit gewählt wurde. Die bekannte Eliminationsgleichung

$$y = y_0 e^{-k_2 t} \tag{5}$$

wird dadurch zu

$$y = y_0 e^{-\varepsilon \ln 2} = y_0 2^{-\varepsilon} \tag{66}$$

$$\varepsilon = \frac{t}{t_{50\%}}$$

Eine solche Tabelle ist für verschiedene Dosierungsprobleme sehr nützlich. Man kann sie sich leicht durch fortlaufende Multiplikation erstellen: bei Inkrementen für ε von 0,01 ist jede Zahl das Produkt aus $0{,}9931 = 2^{-0{,}01}$ und der unmittelbar darüberstehenden. Bei Inkrementen von 0,1 ist der Faktor 0,9330, bei 1,0 beträgt er 0,5.

Für einen nicht tabellierten Zwischenwert, wie z.B. 4,31, gilt:

$$2^{-4,31} = 2^{-4} \cdot 2^{-0,3} \cdot 2^{-0,1} = 0,0625 \cdot 0,8123 \cdot 0,9931 = 0,0504$$

Die Tabelle ist gültig für alle Stoffe, die einem Exponentialgesetz folgend eliminiert werden und macht deutlich, daß es lediglich von der Dosis und der Zeit im Verhältnis zur Eliminationshalbwertzeit abhängt, ob der verbleibende Rest, zu welchem ja bei wiederholter Dosierung die neue Dosis hinzukommt, therapeutisch nützlich oder toxikologisch gefährlich ist.

Der Gebrauch der Tafel soll an einem Beispiel dargestellt werden.

Wir nehmen an, daß Phenylbutazon mit einer Eliminationshalbwertzeit von etwa 69 Stunden der weitverbreiteten Gepflogenheit entsprechend in gleichen Dosen D achtstündlich verordnet worden sei. Das Dosierungsintervall beträgt somit

$$\tau = \varepsilon \cdot t_{50\%} = 8 \text{ Stunden}$$

$$\varepsilon = \frac{8}{69} = 0,13$$

Unmittelbar vor der zweiten Dosis nach Therapiebeginn wird nach der Tabelle von der ersten Dosis ein Rest von $D \cdot 0,9138$ im Körper verblieben sein. Zu diesem kommt dann die zweite Dosis hinzu, so daß die Gipfelkonzentration unmittelbar nach der zweiten Dosis durch die Menge

$$D \cdot 0,9138 + D = D \cdot 1,9138$$

bestimmt ist.

Unmittelbar nach der dritten Dosis, also 2 $\varepsilon\, t_{50\%}$ nach der ersten Dosis werden von dieser $D \cdot 0,8351$, von der zweiten aber wiederum $D \cdot 0,9138$ übriggeblieben sein, wozu die dritte Dosis hinzuzuzählen ist. Die im Körper vorhandene Gesamtmenge ist dann

$$D \cdot 0,8351 + D \cdot 0,9138 + D = 2,7489.$$

Diese Berechnung kann nun für alle weiteren Dosen fortgesetzt werden. Dabei ist für jede Wiederholung als neues Glied diejenige Menge zu bestimmen und hinzuzuzählen, die von der ersten Dosis noch verbleibt. Man erkennt nun, daß der sogenannte Kumulationsrest und damit auch die Gipfelkonzentration nur so lange merklich zunehmen, als von der ersten Dosis noch relevante Mengen im Organismus vorhanden sind.

Wenn wir uns nun daran erinnern, daß nach 4 Eliminationshalbwertzeiten 93,75% einer einmal verabfolgten Dosis eliminiert worden sind, so wird klar, daß auch bei wiederholter Applikation eine nennenswerte Steigerung des Kumulationsrestes nach dieser Zeit nicht zu erwarten ist.

Beim Phenylbutazon bedeutet dies, daß nach $4 \cdot 69 = 276$ Stunden ($= 11,5$ Tage!!) Kumulationsrest und Maximalkonzentration 93,75% der Werte erreicht haben, die bei unendlich fortgesetzter Therapie erreicht werden können.

Wie lange eine solche Zunahme bei wiederholter Applikation für klinische Belange relevant ist, hängt also lediglich von der Eliminationshalbwertzeit ab.

b) Ausmaß der sogenannten Kumulation

Das Ausmaß der Kumulation ist eine Funktion der Anzahl der Dosen je Eliminationshalbwertzeit und damit des relativen Dosierungsintervalles

$$\varepsilon = \frac{\tau}{t_{50\%}}; \quad (\tau = \text{Dosierungsintervall}) \tag{67}$$

Nach unendlich häufiger Gabe einer Dosis D in Abständen von $\tau = \varepsilon \cdot t_{50\%}$ beträgt die im Organismus unmittelbar nach einer Dosis vorhandene Pharmakonmenge

$$M_{max} = D \frac{1}{1 - e^{-k_2 \tau}} = D \frac{1}{1 - 2^{-\varepsilon}} \tag{68}$$

Der Kumulationsrest unmittelbar vor dieser und jeder weiteren Applikation ist genau um D kleiner

$$M_{min} = M_{max} - D = D \left(\frac{1}{1 - 2^{-\varepsilon}} - 1 \right) \tag{69}$$

Für Phenylbutazon mit einer Halbwertszeit von 69 Stunden ist bei achtstündlicher Applikation $\varepsilon = 0,13$. Durch Einsetzen des entsprechenden Wertes aus Tabelle 3 ergibt sich

$$M_{max} = D \cdot \frac{1}{1 - 0,9138} = D \cdot 11,61$$

und entsprechend

$$M_{max} = D \cdot (11,61 - 1) = D \cdot 10,61.$$

Das bedeutet, daß wiederholte Gaben von Phenylbutazon in achtstündigen Abständen schließlich zu einem Grenzmaximum führen, das 11,6mal höher ist als der Höchstwert nach einer einmaligen Dosis, und daß die am Ende eines Dosisintervalles verbleibende Mindestmenge noch 10,6mal so hoch ist. Der Arzt hat zu entscheiden, ob dies erwünscht ist. Andererseits ist M_{min} genau diejenige Menge, die bei gleichbleibender Dosierung der ersten Gabe hinzuzufügen ist, wenn der Effekt der Kumulation vorweggenommen werden soll. M_{min} entspricht damit der „priming dose" *D aus dem Abschnitt über die Dauerinfusion.

Aus den Gl. (68) und (69) läßt sich noch eine weitere wertvolle Beziehung ableiten:

$$\frac{M_{max}}{M_{min}} = \frac{1}{e^{-k_2\tau}} = \frac{1}{2^{-\varepsilon}} \tag{70}$$

Mit Tabelle 3 läßt sich nun prüfen, ob die Fluktuationen im Gleichgewicht bei einem geplanten relativen Dosierungsintervall ε noch sicher innerhalb der therapeutischen Breite des Medikamentes liegen (Gl. 67).
Obwohl die Beziehungen der Gl. (68) und (69) strenggenommen nur für die intravasale Applikation gelten, so liefern sie doch einen brauchbaren Anhalt auch bei nicht intravasaler Gabe, da für die meisten Stoffe k_1 wesentlich größer ist als k_2.
Wie relativ der so gefürchtete Begriff der sogenannten Kumulation ist, sei außerdem an einem Beispiel oraler Zufuhr gezeigt.

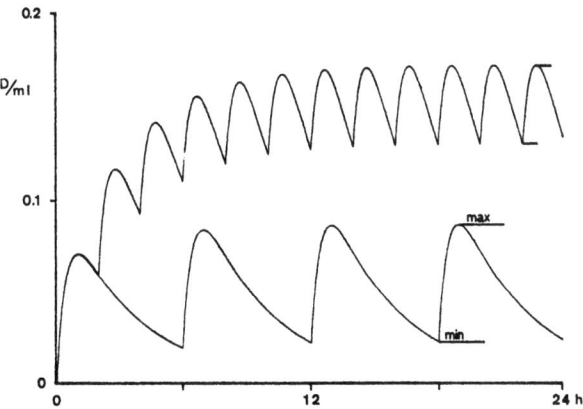

Abb. 38. Darstellung des Konzentrationsverlaufes von Spartein während wiederholter Gaben von 0,1 Dosiseinheiten/Verteilungsvolumen. Das Dosierungsintervall beträgt 2 Stunden (obere Kurve) und 6 Stunden (untere Kurve). Nach 8 Stunden ändert sich das Verhältnis max/min nur noch geringfügig. Ordinate: Konzentration in Dosiseinheiten/Verteilungsvolumen. Abscisse: Zeit in Stunden

In Abb. 38 wurde der Einfluß des Dosierungsintervalles auf die Blutspiegelhöhe von Spartein untersucht. Die Invasionshalbwertzeit beträgt 0,2 Stunden, die Eliminationshalbwertzeit 1,9 Stunden. Man erkennt, daß bei vier täglichen Dosen im Abstand von 6 Stunden die Kumulation bereits nach der ersten Gabe praktisch abgeschlossen ist, das Verhältnis max/min beträgt 3,9 und ist damit größer als die therapeutische Breite dieses Stoffes. Bei zweistündlicher Gabe ist max/min = 1,3 und wäre vertretbar; eine Dauertherapie mit zweistündlichen Gaben ist jedoch praktisch nicht durchführbar.

Die Untersuchung des Einflusses repetitiver Dosierung auf den Blutspiegel in einem System mit zwei und mehr Kompartimenten ist aufwendig und kann am ehesten mit Rechenautomaten, besonders anschaulich jedoch mit einem Analogrechner, wie im vorliegenden Falle, durchgeführt werden. Die Besprechung dieses Verfahrens ist späteren Abschnitten vorbehalten.

Bei Mehr-Kompartimentensystemen wird jeder $C; \gamma$-Prozeß so behandelt, als entspräche er allein dem Konzentrationsverlauf eines Arzneimittels. Für jeden Zeitpunkt, für den die Kumulation ermittelt werden soll, werden dann die Ergebnisse aller $C; \gamma$-Prozesse zusammengezählt. Man darf aber nicht vergessen, daß bei extravasaler Applikation Prozesse mit negativem C vorkommen und daß diese, isoliert betrachtet, auch ins Negative hinein kumulieren. Das mag kompliziert erscheinen, es löst aber das Problem der Kumulationsberechnung Blut exakt.

VII. Pharmakokinetik der enteralen Resorption*

1. Einführung

Zu den bisher abgehandelten Konstellationen kommen bei der pharmakokinetischen Betrachtung der Blutspiegel-Kurven enteral resorbierter Substanzen neue Komponenten: 1. Die resorbierbare Substanzmenge wird durch die Füllungs- und Entleerungsvorgänge des Darms verändert. 2. Die Invasion in den Blutkreislauf erfolgt oft nicht mehr nach den Regeln einfacher Konzentrationsgefälle. 3. Durch die Zwischenschaltung hochaktiver Stoffwechselorgane, wie Leber und Darmschleimhaut, muß mit einer teilweisen oder vollständigen Veränderung der resorbierten Stoffe gerechnet werden. 4. Bei enteral resorbierten Substanzen, vor allem bei Nährstoffen, können Gegenregulationen auftreten.

Prinzipiell können alle diese Konzentrationsabläufe durch geeignet formulierte Modelle nachvollzogen werden. Es entstehen dabei aber vielgliedrige, nicht stetige Formelsysteme — ein einfaches Beispiel wird im nächsten Abschnitt (S. 78) diskutiert. In der Praxis wird eine so eingehende Kurvenanalyse, die nur mit Hilfe größerer Rechenanlagen exakt durchgeführt werden kann, nur selten erforderlich. Wir müssen uns der zahlreichen Varianten der enteralen Resorption jedoch bewußt bleiben, um zu vermeiden, daß Stoffe mit nicht genau bekanntem Resorptionsverhalten schematisch mit vorgefertigten Rechenprogrammen behandelt werden.

Es ist daher sinnvoll, die Analyse eines enteralen Resorptionsvorganges mit einer *Auswertung ohne vorgegebenes Modell* zu beginnen. Dies ist ohne großen Rechenaufwand möglich durch eine Rekonstruktion der Invasionskurven (Kübler, 1970). Wir handeln dieses Verfahren daher in diesem Zusammenhang ab (S. 81). Die größeren Formelsätze und unentbehrlichen Herleitungen fassen wir in einem Anhang zu diesem Kapitel zusammen.

---

* Von W. Kübler, Giessen. Herrn Prof. Dr. Dr. h. c. Franz Klose, Kiel, zum 85. Geburtstag am 21. Juli 1972 gewidmet.

2. Enterale Resorption und Bateman-Funktion

Die Ähnlichkeit der enteralen Resorptionskurven mit dem Kurvenverlauf der Bateman-Funktion kann sehr irreführend sein. Die Funktion ist nur dann befriedigend angenähert, wenn die Invasionskonstante und die Passagezeit des resorbierenden Darmabschnitts groß genug sind — d.h., das Produkt dieser Größen muß mindestens 3,5 sein, damit mindestens 97% der verabfolgten Substanzmenge resorbiert werden (s. S. 44, 85). Der Anfangsteil der Kurve wird vom Zeitpunkt bestimmt, an dem sich die resorbierende Substanz praktisch vollständig im Bereich des resorbierenden Darmteils befindet — vorwiegend also von der Kinetik der Magenentleerung.

Ein von Krüger-Thiemer und Eriksen (1966) aufgestelltes Rechenprogramm benützt die Ähnlichkeit zwischen enteralen Resorptionskurven und Bateman-Funktion; es ermittelt die Invasionskonstanten der Kurven, indem es den abgeflachten Anfangsteil unberücksichtigt läßt (Abb. 39, schraffierter Bereich). Nach dem soeben Ausgeführten liefert dieses Verfahren nur dann brauchbare Ergebnisse, wenn Invasionskonstante und Passagezeit eine nahezu vollständige Resorption zulassen — leider wird dies oft nicht beachtet.

Das für die Abb. 39, 41 und 43 gewählte Beispiel soll das deutlich machen: Die Bateman-Funktion nähert sich der Modellkurve nur dann

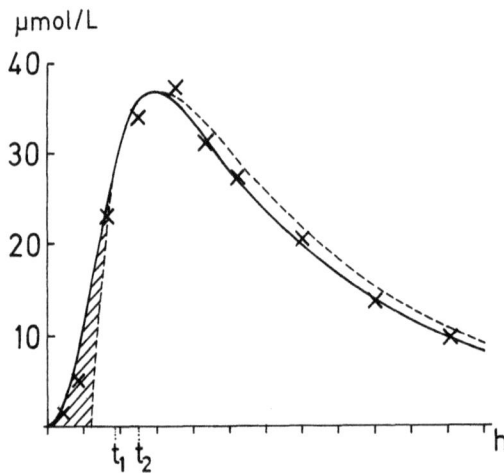

Abb. 39. Sulfonamidkonzentrationen im Blutplasma nach 4 g Sulfathioharnstoff. $\times$ = Meßwerte; ——— = Errechneter Kurvenverlauf nach (83a–d)[a]; $k_2 = 0{,}177$, $k_1 = 1{,}175$, $t_1 = 1{,}85$, $t_2 = 2{,}5$; ----- = Bateman-Funktion mit denselben Eliminations- und Invasionskonstanten

---

[a] Vgl. Abb. 43, 45 u. 49.

befriedigend, wenn t_2 5 Stunden oder länger ist (gestrichelte Kurve). Mit dem angenäherten Kurvenverlauf (ausgezogene Kurve) verläuft sie nur in dem kurzen Bereich zwischen t_1 und t_2 gemeinsam; in diesem Bereich liegt aber nur ein einziger Meßpunkt.

Kurze Magenentleerungszeiten (wie sie z.B. durch Nüchternbelastung mit reichlich Flüssigkeit erreicht werden können) begünstigen die Auswertbarkeit der Resorptionskurven durch dieses Programm. In jedem Fall aber ist zu prüfen, ob die resorbierte Substanzmenge proportional mit einer Dosissteigerung zunimmt; ist dies nicht der Fall, kann nicht mehr mit Invasionskonstanten gerechnet werden, weil an die Stelle der Bateman-Funktion eine Sättigungsfunktion tritt, die besser mit Hilfe der Michaelis-Menten-Gleichung bearbeitet werden kann (s.S. 93).

Die Art der Verformung der Bateman-Funktion durch Füllung und Entleerung des resorbierenden Darmabschnitts zeigt ein einfaches Modell (Abb. 40). Es geht von der Annahme aus, daß sich die Substanz-

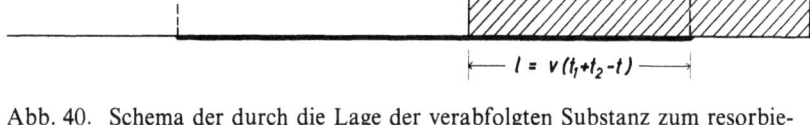

Abb. 40. Schema der durch die Lage der verabfolgten Substanz zum resorbierenden Darmabschnitt entstehenden Resorptionsphasen

menge, gleichmäßig in einer zylindrischen Chymussäule verteilt, mit gleichbleibender Geschwindigkeit (v) durch einen Hohlzylinder schiebt, in dem die Resorption stattfindet. Der Chymuszylinder soll (zunächst) von konstanter Länge sein; dadurch entstehen zwei Zeitkonstanten, die *Füllungszeit* (t_1), die benötigt wird, bis der Chymus-Zylinder vollständig in den Bereich des resorbierenden Darmteils eingetreten ist (die Zylinderlänge wird daher $l = v \cdot t_1$) und die *Passagezeit* (t_2), nach der die Chymus-Säule sich aus dem Bereich des resorbierenden Darmteils herausschiebt.

Dadurch verläuft die Resorption in drei Phasen, denen sich die reine Abklingphase der Resorptions-Blutspiegelkurve anschließt:

I. Füllungsphase ($0 \leq t \leq t_1$). Die Menge des resorbierbaren Substrats vermehrt sich gleichförmig, bis bei t_1 die Chymus-Säule vollständig im Bereich des resorbierenden Darmabschnitts ist.

II. Durchwanderungsphase ($t_1 \leq t \leq t_2$). Von t_1 bis t_2 kann aus dem gesamten Chymus-Zylinder resorbiert werden.

III. Entleerungsphase ($t_2 \leq t \leq t_1 + t_2$). Nach t_2 schiebt sich die Chymus-Säule aus dem Bereich der resorbierenden Darmschleimhaut.

IV. Abklingphase ($t \geq t_1 + t_2$). Die Resorption ist abgeschlossen; Invasions- und Konzentrationskurven verlaufen von hier an entsprechend den Umsetzungen am resorbierten Substrat.

Aus diesem Modell lassen sich Invasions- und Konzentrationskurven für verschiedene Resorptionsbedingungen herleiten. Der einfachste Fall der dosisproportionalen Resorption ist im Anhang (Formeln 82a–d,

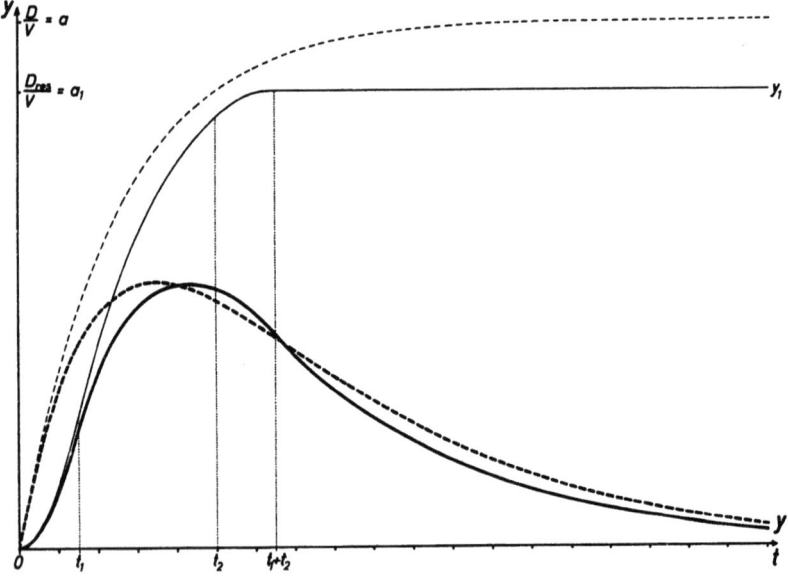

Abb. 41. Invasions- und Konzentrationskurven der dosisproportionalen enteralen Resorption (————) im Vergleich zur Bateman-Funktion (-----). y = Konzentrationskurven; y_1 = Invasionskurven; Abscisseneinheit: Stunden. Für beide Kurven $k_1 = 0{,}4\ \text{h}^{-1}$; $k_2 = 0{,}2\ \text{h}^{-1}$

83a–d, S. 99) formuliert und in den Abb. 39 und 41 einer Bateman-Funktion mit entsprechenden Parametern gegenübergestellt. Dieser Vergleich zeigt, daß die *Füllungsphase* den gesamten Kurvenverlauf beeinflußt. Während der *Durchwanderungsphase* von t_1 bis t_2 gilt die Bateman-Funktion, formal abgeändert durch eine andere Konstantenkombination. In der *Entleerungsphase* flachen Invasions- und Konzentrationskurven stärker ab als die Bateman-Funktion; es sei denn, die Resorption ist bereits praktisch abgeschlossen. Besonders wichtig ist, daß während der *Abklingphase* beim einfachen Resorptionsvorgang eine streng exponentiell abfallende Konzentrationskurve auftreten muß — im Gegensatz zur Bateman-Funktion, die eine solche asymptotisch annähert. Phase IV der Invasionsgleichung zeigt den Endzustand der Resorption. Auf Mengen bezogen gilt:

$$D_{res} = D(1 - e^{-k_1 t_2}) \tag{71}$$

Das heißt, die resorbierte Substanzmenge (D_{res}) ist — falls sie proportional der Dosis (D) ist — nur abhängig von der Invasionskonstanten (k_1) und der Passagezeit (t_2) des resorbierenden Darmteils. Die vereinfachenden Annahmen einer gleichförmigen Vorschubgeschwindigkeit (v), einer konstanten Länge und einer nur durch die Resorptionsvorgänge veränderten Konzentration des Darminhalts sind also keine Voraussetzungen für die Richtigkeit des Modells. Dies ist nicht so sehr überraschend, da die Zylinder-Oberfläche und die Konzentration der Chymus-Säule, die die wesentlichen Größen für die Resorption sind, durch Volumenschwankungen des Chymus-Zylinders gegensinnig beeinflußt werden. Da die beiden Größen linear auf die Resorptionsgeschwindigkeit einwirken, bleibt eine Vermehrung oder Verminderung der Flüssigkeitsmenge in der Chymus-Säule ohne Einfluß auf die Resorption — solange diese dosisproportional verläuft.

3. Rekonstruktion der Invasionskurven

In den vorangegangenen Kapiteln ist bereits ausführlich dargelegt worden, daß eine Blutspiegelkurve das Resultat zweier gegenläufiger Vorgänge, der Invasion und der Elimination, ist (S. 44 ff.). Die überlagernden Eliminationsvorgänge machen es schwer oder unmöglich, die zugrunde liegenden Resorptionsprozesse zu beurteilen oder untereinander zu vergleichen, wenn die Eliminationskonstanten verschieden sind. Es ist daher zweifellos von Vorteil, wenn man die überlagernden Eliminationsvorgänge rechnerisch ausgleicht und sich dadurch die Invasionskurven isoliert darstellt. Wenn die Eliminationskonstante (k_2) bekannt (und einheitlich) ist, gelingt dies bei jeder beliebigen Blutspiegelkurve: Dem jeweiligen Meßwert $(y(t))$ ist die bis zum Zeitpunkt t der Messung eliminierte Substanzmenge $(y_{el}(t))$ – ausgedrückt als Konzentration im Verteilungsvolumen – zuzuzählen:

$$y_1(t) = y(t) + y_{el}(t) \tag{72}$$

Wie bei der Regel der korrespondierenden Flächen (S. 49), wird $y_{el}(t)$ durch die Eliminationskonstante (k_2) und die von der Blutspiegelkurve begrenzte Fläche (also einem Integral $\int_0^t y \, dt$) bestimmt. Damit wird aus Gl. (72)

$$y_1(t) = y(t) + k_2 \int_0^t y \, dt \tag{73}$$

Auf Seite 100 ist dieser Ansatz begründet. Gleichung (73) gibt die Anleitung, wie die Einzelpunkte der Invasionskurve errechnet werden können: Zu jedem Ordinatenwert der Blutspiegelkurve $(y(t))$ wird ein Betrag addiert, der sich ergibt, wenn die Fläche unter der Kurve (vom Nullpunkt bis zum Lot von $y(t)$ auf die Abscisse) mit k_2 multipliziert wird (Abb. 42). Auf diese Weise wird die Invasionskurve y_1 aus Einzel-

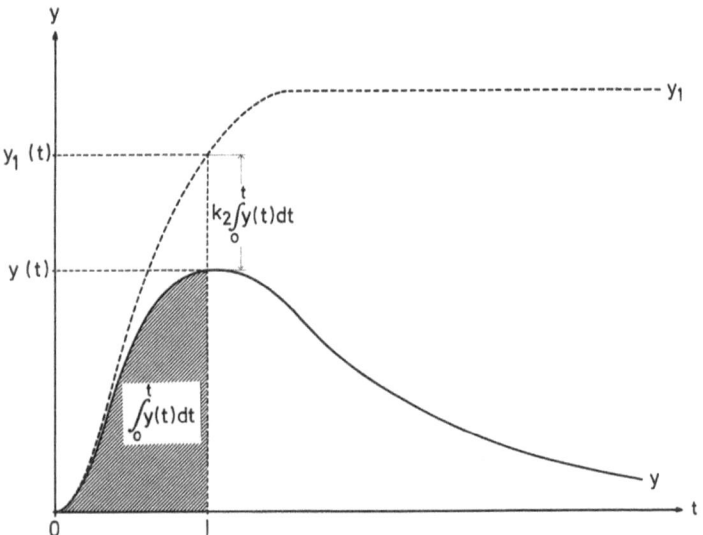

Abb. 42. Rekonstruktion der Invasionskurve (y_1) aus einer Konzentrationskurve (y) nach Gl. (73)

punkten zusammengefügt. Interpolationen auf der Blutspiegelkurve sind (wenn sie *zwanglos* möglich sind) erlaubt, oft sogar ratsam, da zu große Intervalle auf dem ansteigenden Kurvenschenkel zu niedrige, im Bereich des abfallenden Schenkels zu hohe Werte für die zugehörigen Punkte der Invasionskurve ergeben.

Im Bereich der exponentiell abfallenden Blutspiegelkurve verläuft die Invasionskurve horizontal mit einem Ordinatenwert (a_1), der die Konzentration der insgesamt resorbierten Substanzmenge (D_{res}) im Verteilungsvolumen (V) der Substanz kennzeichnet (Abb. 43).

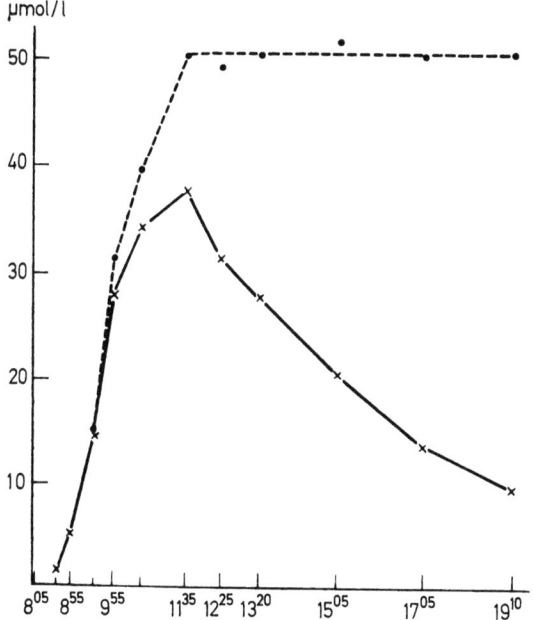

Abb. 43. Serumkonzentrations- und Invasionskurve nach 4 g Sulfathioharnstoff (vergl. Abb. 39)

4. Anwendung der Invasionskurven

a) *Quantitative Aussagen* über die zu jedem beliebigen Zeitpunkt (t) in den großen Kreislauf übergetretene Substanzmenge ($D_{res}(t)$) liefert das Produkt aus Verteilungsvolumen (V) und Ordinatenwert der Invasionskurve ($y_1(t)$)

$$D_{res}(t) = y_1(t)\ V \tag{74}$$

Eine Aussage über die aus dem Darm oder aus der Peritonealhöhle resorbierte Stoffmenge ergibt sich aus (74) aber nur, wenn der von der Leber aus dem Pfortaderblut zurückgehaltene Anteil des resorbierten Substrats (first pass effect) bestimmt werden kann (Abb. 44). Dazu können z.B. Vergleiche der nach parenteraler und enteraler Applikation errechneten Verteilungsräume oder der nach beiden Applikationsformen im Harn ausgeschiedenen Substanzmengen (S. 24) benützt werden. Exaktere Hinweise liefern Berechnungen nach Gl. (71) (S. 81).

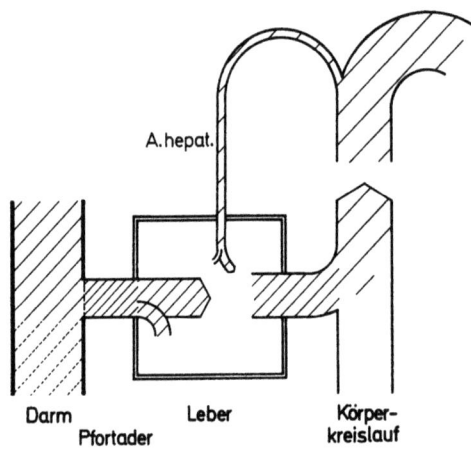

Abb. 44. Schema der Substratretention durch die Leber aus Pfortader-Blut und peripherem Kreislauf

b) *Qualitative Aussagen*, vor allem die Parameter des enteralen Resorptionsvorganges, lassen sich unmittelbar aus der Invasionskurve berechnen; die Stoffretention durch die Leber stört diese Berechnungen nicht, solange sie — was meist der Fall sein wird — proportional der Dosis erfolgt. Die Invasionskonstante (k_{12}) ergibt sich am einfachsten durch das graphisch-rechnerische Verfahren. Dazu können die Invasionskurven enteraler Resorptionsprozesse umgeformt werden, indem die Differenz zwischen den Werten ihres ansteigenden Schenkels und dem horizontalen Endwert ($a - y_1$) gebildet und in ein log-lineares Raster eingetragen wird.

Aus diesen Größen ergibt sich, wie Abb. 45 zeigt,

$$a - y_1 = C^* \cdot e^{-k_1 t} \tag{75}$$

wobei C^* (entsprechend y_0) den Ordinaten-Schnittpunkt der verlängerten Invasionsgeraden bezeichnet. Wie die Eliminationskonstante (k_{20}) nach Gleichung (7) (S. 18) läßt sich dann die Invasionskonstante (k_{10}) berechnen:

$$k_{12} = \frac{\ln(a - y_1(t_1)) - \ln(a - y_1(t_2))}{t_2 - t_1} \tag{76}$$

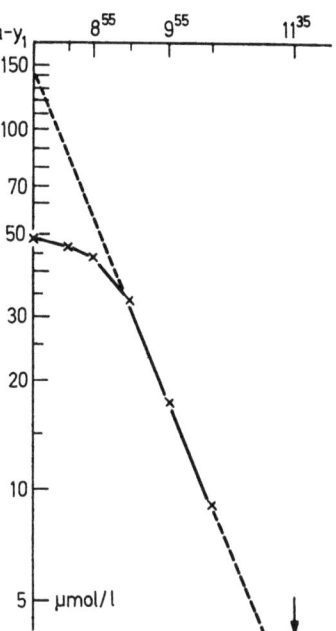

Abb. 45. Invasionskurve nach 4 g Sulfathioharnstoff, dargestellt im log-linearen Maßstab als Differenz zur Endkonzentration (a). Vergl. Abb. 43

Voraussetzung für diesen Ansatz ist, daß die Resorption praktisch vollständig ist. Entziehen sich mehr als 8% der verabfolgten Substanzmenge der Resorption, bildet die aus den Differenzwerten $(a-y_1)$ gebildete Kurve mit log-linearem Maßstab keine Gerade (Abb. 46). Wenn ausreichend viele Meßpunkte zur Verfügung stehen, läßt sich a errechnen, indem durch Addition eines konstanten Wertes zu allen Kurvenpunkten die beste Näherung an die Gerade im log-linearen Maßstab gesucht wird.

Im Bereich des exponentiell-abfallenden – in der Invasionskurve horizontal verlaufenden – Endteils der Resorptionskurve kennzeichnet die Lage der errechneten Einzelwerte $y_1(t)$ zur Endhorizontalen ohne Verzerrungen durch einen log.-linearen Maßstab, wie gut die Eliminationskonstante bestimmt werden konnte (vergl. Abb. 43). Schließlich können Reabsorptionsprozesse (s. S. 10) durch die Invasionskurve sehr einfach quantitativ dargestellt werden.

Die Darstellung der Invasionskurven beim Vergleich der Resorption unter verschiedener Dosierung ermöglicht es neben quantitativen Aussagen über das Verhältnis zwischen Dosis und Resorption, zu beurteilen, ob in

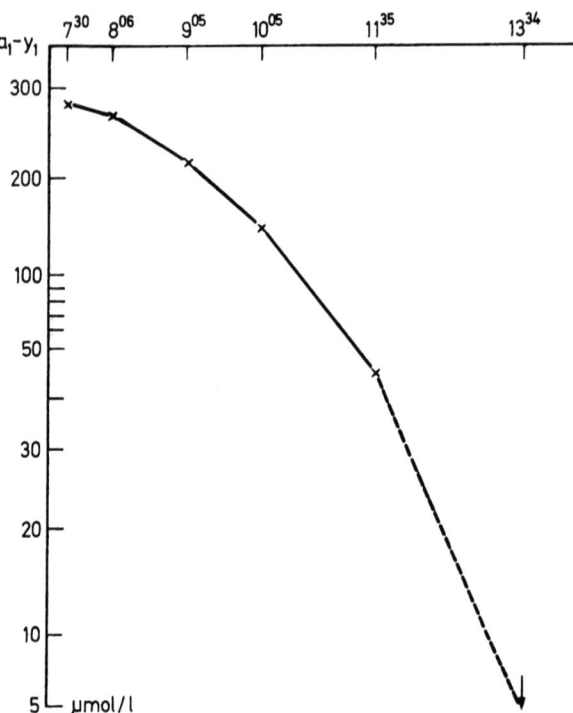

Abb. 46. Invasionskurve nach 3 g Ascorbinsäure (Resorption 48%)

einer Phase des Resorptionsvorganges Verschiebungen der Resorptionsgeschwindigkeit zu beobachten sind (Abb. 47 u. 54). Dadurch läßt sich eine Resorptionsminderung durch beschleunigte Darmpassage nachweisen. Schließlich wird es möglich, trotz unterschiedlicher Eliminationskonstanten, die Resorption verschiedener Probanden zu vergleichen.

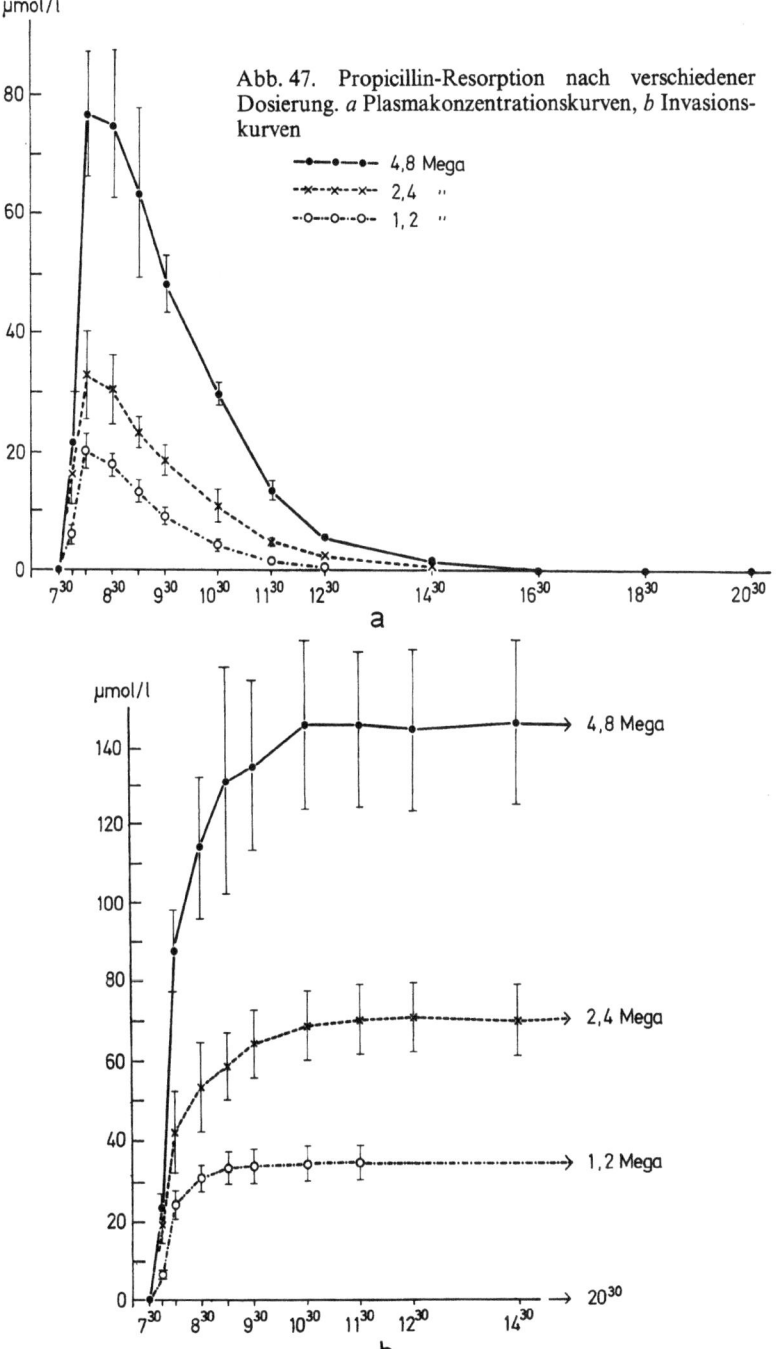

Abb. 47. Propicillin-Resorption nach verschiedener Dosierung. *a* Plasmakonzentrationskurven, *b* Invasionskurven

c) Zu *Fehlinterpretationen* führt die Rekonstruktion der Invasionskurven, wenn sie an Blutspiegelkurven angewandt wird, die durch Verteilungsphänomene überlagert sind und deshalb keine einheitliche Eliminationskonstante aufweisen (Abb. 48).

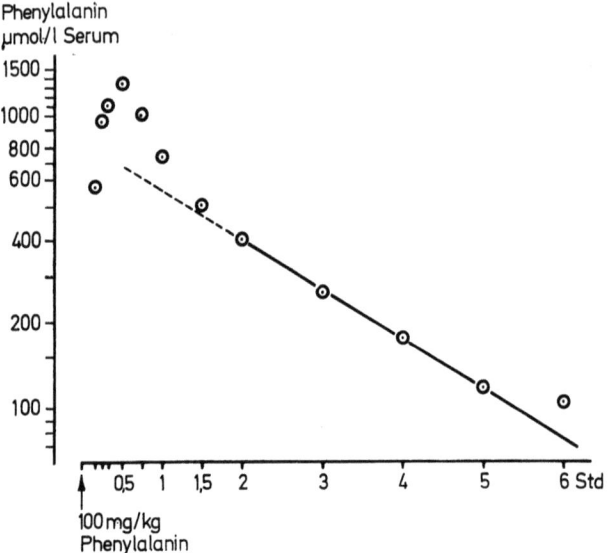

Abb. 48. Phänomen einer zweiphasigen Verteilung nach oraler Phenylalaninbelastung (100 mg/kg)

5. Berechnung dosisproportionaler Resorptionsverläufe

Unter den Voraussetzungen einer dosisproportionalen und praktisch vollständigen Resorption kann die Invasionskurve dazu benützt werden, graphisch-rechnerisch auch die Füllungszeit des resorbierenden Darmabschnitts (t_1) zu bestimmen. Die Invasionskurve wird dazu normiert, indem der horizontal verlaufende Endteil (a_1) gleich 1 gesetzt und die Einzelpunkte $(y_1(t))$ als Bruchteile des Endwertes $\frac{y_1}{a}$ ausgedrückt werden. Ggf. muß, wie auf S. 85 beschrieben, a aus $\ln(a_1 - y_1)$ errechnet werden.

Im log-linearen Maßstab wird, ähnlich der Darstellung der Invasionskurve, die Differenz zu 1 aufgetragen (Abb. 49):

$$1 - \frac{y_1}{a} = C \cdot e^{-k_1 t} \qquad \text{für } t_1 \leqq t \leqq t_2 \tag{77}$$

C wird durch zwei Konstanten, k_1 und t_1, bestimmt (Herleitung s. S. 101):

$$C = \frac{e^{k_1 t_1} - 1}{k_1 t_1} \tag{78}$$

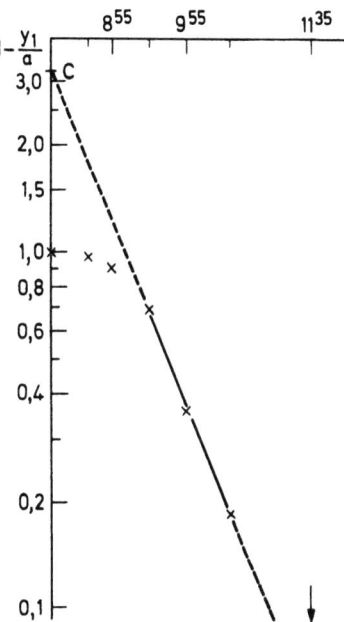

Abb. 49. Invasionskurve nach 4 g Sulfathioharnstoff, nach $1 - (y_1 : a)$, dargestellt im log-linearen Maßstab. C kann zur Berechnung von t_1 herangezogen werden (vgl. Abb. 45)

Da k_1 und C berechnet werden können*, läßt sich mit ihrer Hilfe t_1 ermitteln. Gl. (78) kann nicht nach t_1 aufgelöst werden und muß daher durch ein Iterationsverfahren ermittelt werden. Dies gelingt leicht mit Hilfe eines programmierbaren Rechners. Eine Tafel der Funktion $C = \frac{e^{k_1 t_1} - 1}{k_1 t_1}$ (Tabelle 4, S. 101) erleichtert die Näherung an den gesuchten Wert für t_1.

---

* C kann graphisch nicht genau genug bestimmt werden, deshalb wird der Ordinaten-Schnittpunkt zweckmäßigerweise aus der Invasionskonstanten und einem Punkt der Invasionskurve im Bereich der Geraden im log-linearen Maßstab berechnet:

$$C = \left(1 - \frac{y_1(t)}{a}\right) e^{-k_1 t} \qquad \text{für } t_1 \leq t \leq t_2 \tag{78a}$$

Beispiel: Aus Abb. 49 ergibt sich $k_1 \simeq 1{,}175$ und $C \simeq 3{,}572$. Tafel 4 liefert für $k_1 = 1{,}2$ und $C = 2{,}805$ den t_1-Wert von 1,5 Std. Für $k_1 = 1{,}175$ und $t_1 = 1{,}5$ wird $C \simeq 2{,}739$, für $t_1 = 2{,}0$ $C \simeq 4{,}036$; Interpolation durch Dreisatz ergibt $C \simeq 3{,}572$ für $t_1 = 1{,}82$; eine weitere Interpolation ergibt als beste Näherung $t_1 \simeq 1{,}85$. Abb. 39 zeigt, daß mit diesen Parametern eine befriedigende Annäherung der Kurve an die Meßpunkte gelingt.

6. Varianten der Invasionsvorgänge bei der enteralen Resorption

a) Varianten des Resorptionsortes

lassen sich in Simultanbelastungen mit Substanzen von bekanntem Resorptionsverhalten durch Abweichungen des Zeitparameters t_1 nachweisen. Bei einer Resorption durch die Magenschleimhaut ist mit einer Verkürzung der t_1-Werte im Vergleich mit erst im Duodenum resorbierten Substanzen zu rechnen. Die Ursache eines verlängerten t_1 muß genauer untersucht werden: Neben einer erst in tieferen Darmabschnitten beginnenden Resorption können später einsetzende enzymatische Spaltungen oder die verzögerte Lösung der Substanz zu diesem Effekt führen.

b) Invasionsverzögerung durch den Lymphtransport lipidlöslicher Substanzen

führt zu ähnlichen Verlängerungen der t_1-Werte (Abb. 50). Nach ölgelöstem Vitamin A-Palmitat z. B. konnten wir den Einstrom der vorherrschenden Chylomikronen-Fraktion erst mit mehrstündiger Verspätung beobachten (Abb. 51). Das Zeitintervall (t_L) kann im Vergleich zu t_1 der gleichzeitig verabfolgten Ascorbinsäure berechnet werden.

c) Physikalische und chemische Umsetzungen nach der Resorption,

die der Invasion in die Blutbahn vorausgehen, können sich durch die Lage des Maximums bemerkbar machen. Am deutlichsten fanden wir dies bei den Resorptionskurven für β-Carotin (Abb. 52). Hier tritt das Maximum der Lipoproteid-Fraktion, die der Hauptträger des resorbierten Provitamins ist, nach 24 bis 48 Stunden auf – zu einem Zeitpunkt also, an dem die Resorption längst abgeschlossen ist, da Carotin ausschließlich im Dünndarm resorbiert wird. Die Anlagerung des Provitamins an Lipoproteide wirkt hier als Verzögerungsfaktor. Die Invasion in die Blutbahn wird nicht mehr durch die Konstanten der Resorption

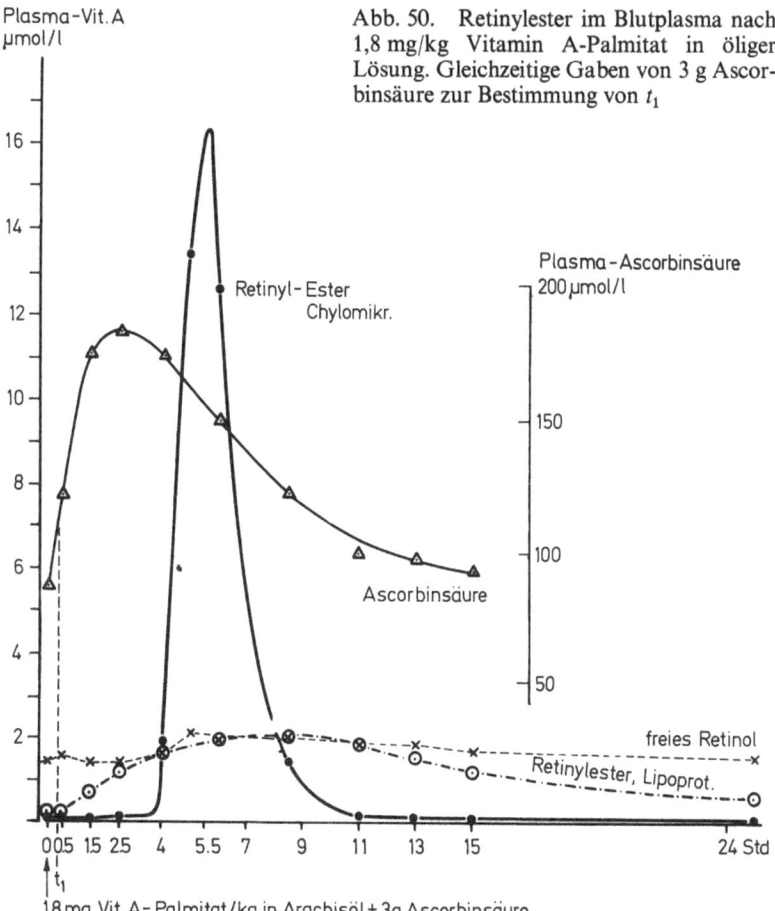

Abb. 50. Retinylester im Blutplasma nach 1,8 mg/kg Vitamin A-Palmitat in öliger Lösung. Gleichzeitige Gaben von 3 g Ascorbinsäure zur Bestimmung von t_1

(k_{11}), sondern wahrscheinlich durch die der Anlagerungsvorgänge (k_{121}) an die Eiweißkörper bestimmt (Abb. 53). Trotz unvollständiger Resorption wird jetzt die Bateman-Funktion weitgehend wieder angenähert (Gl. 40, S. 44).

Die Zwischenschaltung derartiger Umsetzungen wirkt wie ein Depot, das die resorbierte Substanz zunächst aufnimmt und dann, einer kinetischen Konstanten (k_{12}) folgend, in den Kreislauf ausschüttet (Sekundärdepotphänomen; Formel S. 100).

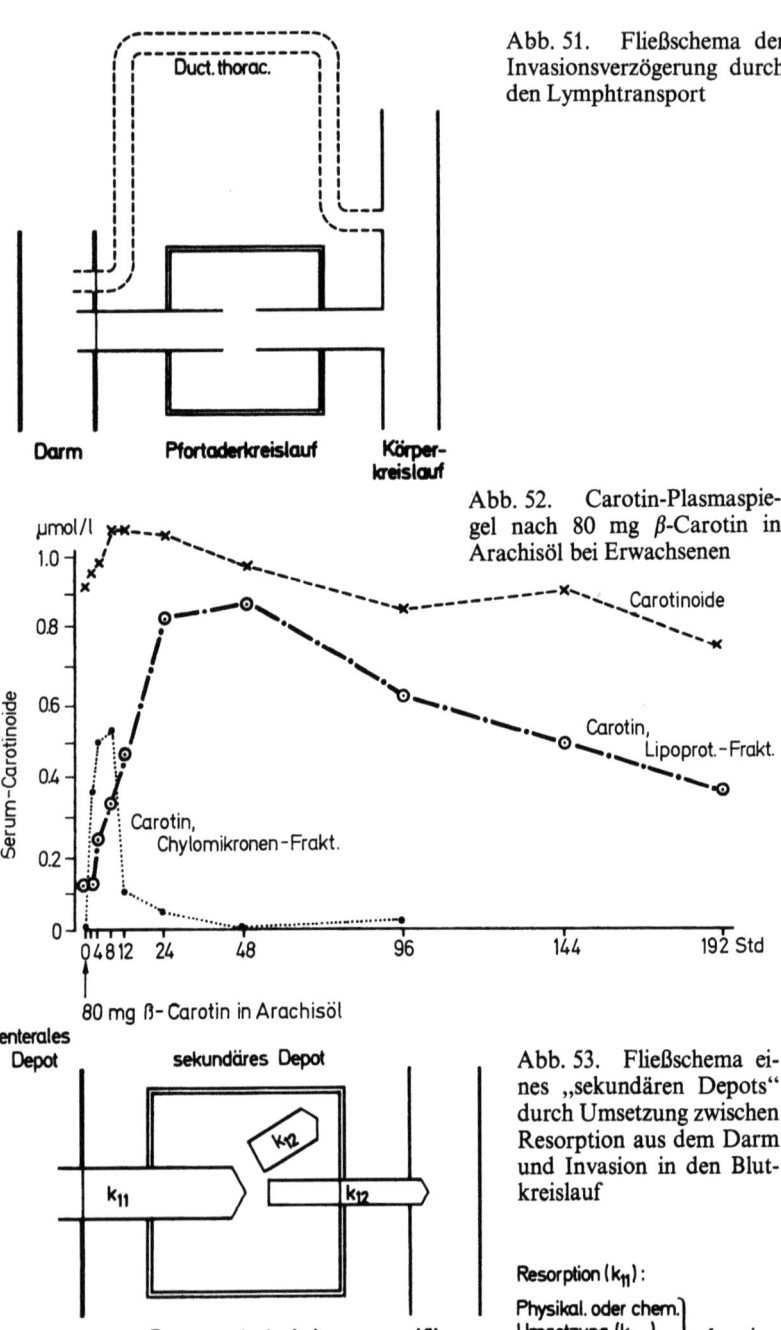

Abb. 51. Fließschema der Invasionsverzögerung durch den Lymphtransport

Abb. 52. Carotin-Plasmaspiegel nach 80 mg β-Carotin in Arachisöl bei Erwachsenen

Abb. 53. Fließschema eines „sekundären Depots" durch Umsetzung zwischen Resorption aus dem Darm und Invasion in den Blutkreislauf

Resorption (k_{11}):

Physikal. oder chem. Umsetzung (k_{121}) + Diffusion (k_{122}) } = Invasion (k_{12})

d) Ausscheidung von Substanzen in den Darm und Reabsorption

kann, da sie die Eliminationskurve überlagert, die Auswertung ganz empfindlich stören. Dost und Repges (1968) haben dies nach intravenöser Gabe von Bromsulphalein beobachtet (s. Abb. 4, S. 10) und die Kurve durch ein 3-Kompartiment-Modell mit gutem Ergebnis angenähert. Wesentlich schwieriger wird eine solche Berechnung, wenn derartige Ausscheidungsprozesse die Resorptionskurve einer oral zugeführten Substanz überlagern, weil dann eine Eliminationskonstante oft nicht mehr unmittelbar bestimmt werden kann: Mehrfache Ausscheidungs- und Reabsorptions-Cyclen können den abfallenden Schenkel soweit überlagern, daß zuweilen eine wesentlich niedrigere Eliminationskonstante vorgetäuscht wird. Ähnliche Beobachtungen wurden nach Injektion von PAH und nach oraler und intravenöser Zufuhr von Xylose gemacht.

e) Begrenzte Resorptionskapazität

des Darms muß angenommen werden, wenn die resorbierte Substanzmenge nicht proportional einer Dosissteigerung zunimmt. Beobachtungen dieser Art liegen vor bei der enteralen Resorption von Thiamin, β-Carotin, Aminosäuren, α-Tocopherol und Riboflavin. Sicherlich gibt es noch eine ganze Reihe anderer Substanzen, die bei entsprechender Dosierung nicht mehr im vollen Umfang resorbiert werden können.

Ein weiteres typisches Beispiel zeigt Abb. 54: Nach oraler Ascorbinsäure-Zufuhr sinkt der im Mittel resorbierte Anteil von $49,5 + 4,2\%$ auf $16,1 + 1,3\%$, wenn die Einzeldosis von 1,5 g auf 12 g gesteigert wird. Die Invasionskurven zeigen, daß eine beschleunigte Darmpassage als Ursache der Resorptionsminderung auszuschließen ist.

Die verabfolgten Dosen führen demnach zu Substanzkonzentrationen im Darmlumen, die über dem Bereich liegen, in dem Resorptionsgeschwindigkeit (v_R) und Konzentration in praktisch linearer Abhängigkeit stehen. Es liegt nahe, für solche Fälle die in der Enzymkinetik benutzte Michaelis-Menten-Gleichung und die aus ihr hergeleiteten Rechenverfahren für Umsätze mit begrenzter Geschwindigkeit heranzuziehen:

$$v = \frac{v_{max}}{1 + \frac{K}{S}} \tag{79}$$

v = Umsatzgeschwindigkeit
v_{max} = maximale Umsatzgeschwindigkeit
K = Michaelis-Konstante
S = Substanzkonzentration

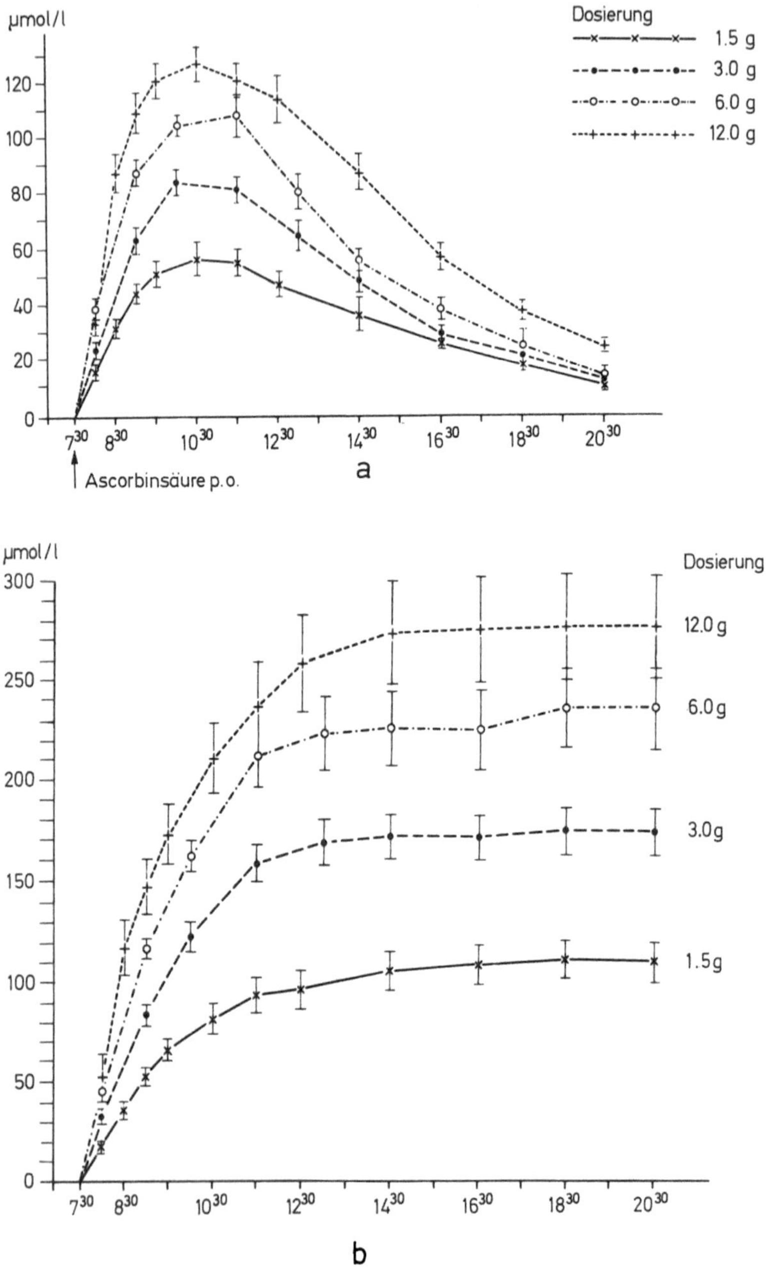

Abb. 54a u. b. Ascorbinsäure-Resorption nach verschiedener Dosierung. *a* Plasma-Ascorbinsäure, *b* Invasionskurven

Die vorn beschriebenen dosisproportionalen Resorptionsvorgänge entsprechen dem Extrem der Gleichung mit niedriger Substanzkonzentration

$$v \to S \frac{v_{max}}{K} \quad \text{für } K \gg S \tag{79a}$$

An die Stelle des Quotienten (v_{max}/K) kann dabei die Invasionskonstante (k_1) treten, wenn die verabfolgte Dosis (D) und das Verteilungsvolumen der untersuchten Substanz im Körper (V) in die Gleichung eingesetzt werden:

$$v_R = \frac{dy_1}{dt} V = D\, k_1 \tag{80}$$

Die Resorptionsgeschwindigkeit (v_R) kennzeichnet dann die gesamte in einem Zeitabschnitt ablaufende Substanzaufnahme aus dem Darm. Wenn mit steigender Dosierung der Bereich überschritten wird, in dem Dosis und Resorptionsgeschwindigkeit in einem, durch k_1 bestimmten, konstanten Verhältnis stehen, gewinnt der Grenzwert der Resorptionsgeschwindigkeit ($v_{R\,max}$) an Gewicht. Im Extremfall

$$v \to v_{max} \quad \text{für } S \gg K \tag{79b}$$

hat die verabfolgte Dosis keinen Einfluß mehr auf die resorbierte Substanzmenge. Die Resorption erfolgt unabhängig von weiteren Dosissteigerungen mit konstanter Geschwindigkeit.

Zwischen diesen beiden Extremen der Gl. (79) liegt ein Bereich, in dem die Substrat-Abnahme im Meßintervall die Ergebnisse erheblich beeinflußt. Durch ein von Ohlenbusch (1965) angegebenes Korrekturverfahren läßt sich dieser Fehler ausgleichen.

Durch die Auswertung der Invasionskurven können die praktisch wichtigen Größen der Gl. (79) mit einem der in der Enzymkinetik üblichen Regressionsverfahren (z.B. nach Lineweaver und Burk, 1934; oder Eadie 1942) auch für Resorptionsprozesse angewandt werden, wenn das Verteilungsvolumen der verabfolgten Substanz bekannt ist:

1. Aus dem Ordinatenwert der Invasionskurve läßt sich für jeden Zeitpunkt die resorbierte Substanzmenge ($D_{res}(t)$) berechnen.
2. Daraus ergibt sich für jedes beliebige Zeitintervall die mittlere Resorptionsgeschwindigkeit ($\bar{v}_R$).
3. Bei den enzymkinetischen Ansätzen in vitro können die Substrat-Konzentrationen direkt bestimmt werden. Bei der Berechnung der enteralen Resorption steht dafür nur die verabfolgte Substanzmenge und ihre Verminderung durch Resorption zur Verfügung. Wenn nicht ausgeschlossen werden kann, daß während der Resorptionsprozesse ein zusätzlicher Substrat-Abbau erfolgt, sind die folgenden Ansätze nicht zulässig.

Aus der Differenz zwischen Dosis und der resorbierten Substanzmenge wird das im resorbierenden Darmabschnitt liegende Substratdepot (S^*) berechnet. Im Zeitraum zwischen abgeschlossener Füllungsphase und beginnender Entleerung ($t_1 \leq t \leq t_2$) haben wir auf diese Weise ein geschlossenes System. Die Berechnung liefert allerdings anstelle der Michaelis-Konstanten (K_m) der Fermentkinetik eine komplexe Rechengröße (K^*), die vor allem durch die Resorptionsfähigkeit der Darmschleimhaut und die Größe der gleichzeitig resorbierenden Oberfläche bestimmt wird.

Die Invasionskonstante für den Bereich der praktisch dosisproportionalen Resorption läßt sich berechnen:

$$k_1 = \frac{v_{R\,max}}{K^*} \tag{81}$$

Mit diesem aus der Enzymkinetik hergeleiteten Verfahren kann man also aus verhältnismäßig wenigen Versuchen bei Variation der verabfolgten Dosis für praktische Zwecke sehr nützliche Schlüsse auf das Verhältnis zwischen Dosis und Resorption ziehen (Abb. 55).

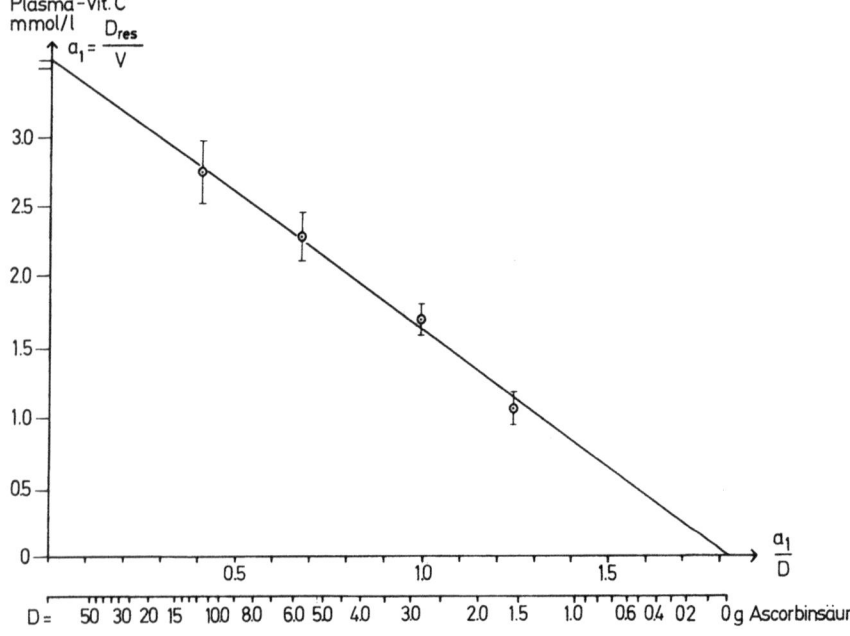

Abb. 55. Abschätzung der Verhältnisse zwischen Ascorbinsäuredosis und -resorption. Die auf der Abszisse aufgetragenen Dosierungen ergeben sich aus den Koordinatenwerten der Regressionsgeraden (y/x)

f) Verschiedene Resorptionskapazität zweier Darmabschnitte

Unter den obengenannten Voraussetzungen kann die Beziehung zwischen resorbierbarem Substanzdepot (S^*) und Resorptionsgeschwindigkeit (v_R) auch in verschiedenen Zeitabschnitten desselben Resorptionsvorganges untersucht werden. Für die Ascorbinsäureresorption gesunder Erwachsener fanden wir dabei im proximalen Dünndarm eine rund doppelt so hohe Resorptionskapazität wie im distalen Dünndarm (Kübler und Gehler, 1970).

8. Schlußfolgerung

a) Eine schematische Anwendung vorgegebener Formulierungen ist für die pharmakokinetische Bearbeitung enteraler Resorptionsvorgänge nicht ratsam, da vielgliedrige, nicht stetige Formelsysteme anzuwenden und zahlreiche nicht vorhersehbare Varianten möglich sind.

b) Neben der einfachsten Form einer dosisproportionalen praktisch vollständigen Resorption im gesamten Dünndarm kann in verschiedenen Darmabschnitten (Magen, distales Ileum) bevorzugt oder ausschließlich resorbiert werden, die Leber kann in verschiedenem Maße Substanzen aus dem Pfortaderkreislauf zurückhalten, es können Invasionsverzögerung durch Transport der Substanzen auf dem Lymphweg auftreten und chemische oder physikalische Umsetzungen in der Darmwand oder in der Leber zu Invasionskurven führen, die vom eigentlichen Resorptionsvorgang praktisch unabhängig sind. Besonders zu beachten ist, daß bei einer noch nicht bekannten Zahl von Stoffen mit einer begrenzten Resorptionskapazität der Darmschleimhaut gerechnet werden muß.

c) Als Hilfsmittel stehen verschiedene Verfahren zur Verfügung: Rekonstruktion der Invasionskurven, Simultanbebelastungen mit Substanzen von bekanntem Resorptionsverhalten und die Beobachtung der Harnausscheidung im Zeitverlauf (s. S. 24).

d) Unter geeigneten Versuchsbedingungen können so durch graphisch-rechnerische Verfahren, ohne größeren apparativen Rechenaufwand, Parameter wie k_1, t_1, v_{max} und Resorptionsgröße bestimmt werden.

e) Für die Beurteilung der enteralen Resorption gilt noch mehr als für die anderen Anwendungen der Pharmakokinetik, daß die Kurvenverläufe auch nach voller Auflösung der Parameter *vieldeutig* sind und daher nicht allein zum Beweis physiologischer oder pharmakologischer Aussagen genügen. Zum *Ausschluß* einer vorgegebenen Hypothese eignen sich jedoch die Verfahren ganz besonders gut. Vergleichende pharmakokinetische Studien an Menschen und Tieren sind deshalb ganz besonders geeignet, aufzuzeigen, wo grundsätzliche Unterschiede im Stoffwechselverhalten von Pharmaka und von Naturstoffen bestehen.

9. Anhang: Formeln und Herleitungen

Formulierung des Modells der enteralen Resorption für dosisproportionale Resorptionsvorgänge (s. S. 80)

Invasionskurve:

I. $y_1 = a \left(\dfrac{t}{t_1} - \dfrac{1 - e^{-k_1 t}}{k_1 t_1} \right)$ für $0 \leq t \leq t_1$ (82a)

II. $y_1 = a \left(1 - \dfrac{e^{k_1 t_1} - 1}{k_1 t_1} e^{-k_1 t} \right)$ für $t_1 \leq t \leq t_2$ (82b)

III. $y_1 = a \left(1 - \dfrac{k_1 t - k_1 t_2 + e^{k_1 (t_1 + t_2 - t)} - 1}{k_1 t_1} e^{-k_1 t} \right)$

 für $t_2 \leq t \leq t_1 + t_2$ (82c)

IV. $y_1 = a(1 - e^{-k_1 t_2})$ für $t \geq t_1 + t_2$ (82d)

Konzentrationskurve:

I. $y = \dfrac{a}{k_2 t_1 (k_1 - k_2)} (k_1 (1 - e^{-k_2 t}) - k_2 (1 - e^{-k_1 t}))$

 für $0 \leq t \leq t_1$ (83a)

II. $y = \dfrac{a}{k_2 t_1 (k_1 - k_2)} (k_1 e^{-k_2 t}(e^{k_2 t_1} - 1) - k_2 e^{-k_1 t}(e^{k_1 t_1} - 1))$

 für $t_1 \leq t \leq t_2$ (83b)

III. $y = \dfrac{a}{k_2 t_1 (k_1 - k_2)} (k_1 e^{-k_2 t}(e^{k_2 t_1} + e^{-(k_1 - k_2) t_2} - 1) - k_2 e^{-k_1 (t - t_1)} -$
 $- (k_1 - k_2) e^{-k_1 t_2})$ für $t_2 \leq t \leq t_1 + t_2$ (83c)

IV. $y = \dfrac{a}{k_2 t_1 (k_1 - k_2)} k_1 e^{-k_2 t}(e^{k_2 t_1} - 1)(1 - e^{-(k_1 - k_2) t_2})$

 für $t \geq t_1 + t_2$ (83d)

Sekundärdepot nach dosisproportionaler Resorption (s. S. 91)

Invasionskurve:

I. $y_1 = \dfrac{k_{121}}{k_{12}} \dfrac{a}{(k_{11} - k_{12})t_1} ((k_{11} - k_{12})t + \dfrac{k_{12}}{k_{11}}(1 - e^{-k_{11}t}) -$

$- \dfrac{k_{11}}{k_{12}}(1 - e^{-k_{12}t}))$ für $0 \leqq t \leqq t_1$ (84a)

II. $y_1 = \dfrac{k_{121}}{k_{12}} \dfrac{a}{(k_{11} - k_{12})t_1} ((k_{11} - k_{12})t_1 + \dfrac{k_{12}}{k_{11}}(e^{k_{11}t_1} - 1)e^{-k_{11}t} -$

$- \dfrac{k_{11}}{k_{12}}(e^{k_{12}t_1} - 1)e^{-k_{12}t})$ für $t_1 \leqq t \leqq t_2$ (84b)

III. $y_1 = \dfrac{k_{121}}{k_{12}} \dfrac{a}{(k_{11} - k_{12})t_1} ((k_{11} - k_{12})t_1 - (k_{11} - k_{12})(t - t_2)e^{-k_{11}t_2} +$

$+ \dfrac{k_{12}}{k_{11}}(e^{-k_{11}(t - t_1)} - e^{-k_{11}t_2}) + \dfrac{k_{11}}{k_{12}}e^{-k_{11}t_2}(1 - e^{-k_{12}(t - t_2)}) -$

$- \dfrac{k_{11}}{k_{12}}(e^{k_{12}} - 1)e^{-k_{12}t})$ für $t_2 \leqq t \leqq t_1 + t_2$ (84c)

IV. $y_1 = \dfrac{k_{121}}{k_{12}} \dfrac{a}{(k_{11} - k_{12})t_1} ((k_{11} - k_{12})(1 - e^{-k_{11}t_2})t_1 -$

$- \dfrac{k_{11}}{k_{12}}(1 - e^{-(k_{11} - k_{12})t_2})(e^{k_{12}t_1} - 1)e^{-k_{12}t})$

für $t \geqq t_1 + t_2$ (84d)

Herleitung der Invasionskurven — Rekonstruktion (s. S. 82)

$$\dfrac{dy}{dt} = \dfrac{dy_1}{dt} - k_2 y$$

kann umgeformt werden

$$dy_1 = dy + k_2 y \, dt$$

Durch Integration entsteht

$$y_1(t) = y(t) + k_2 \int_0^t y \, dt \qquad (73)$$

Herleitung des Verfahrens zur Ermittlung von t_1 (s. S. 89)

Durchwanderungsphase (II) der Invasionskurve

II. $y_1 = a\left(1 - \dfrac{e^{k_1 t_1} - 1}{k_1 t_1} e^{-k_1 t}\right)$ für $t_1 \leqq t \leqq t_2$ (82b)

$y_1 = a(1 - Ce^{-k_1 t})$, wenn

$$C = \frac{e^{k_1 t_1} - 1}{k_1 t_1} \tag{77}$$

Tabelle 4. Auszug aus einer Tafel der Funktion $C = \dfrac{e^{k_1 t_1} - 1}{k_1 t_1}$ zur Bestimmung von t_1 bei bekanntem k_1 und C

t_1	k_1						
	0,8	1,0	1,2	1,4	1,6	1,8	2,0
0,2	1,084	1,107	1,130	1,154	1,179	1,204	1,230
0,4	1,179	1,230	1,283	1,340	1,401	1,464	1,532
0,6	1,283	1,370	1,464	1,567	1,679	1,801	1,933
0,8	1,401	1,532	1,679	1,844	2,029	2,237	2,471
1,0	1,532	1,718	1,933	2,182	2,471	2,805	3,195
1,5	1,933	2,321	2,805	3,412	4,176	5,141	6,362
2,0	2,471	3,195	4,176	5,516	7,353	9,888	13,400
2,5	3,195	4,473	6,362	9,176	13,400	19,782	29,483
3,0	4,176	6,361	9,888	15,640	25,106	40,816	67,072

VIII. Wechselwirkung (Interaktion)

1. Vorbemerkung

Die pharmakokinetischen Daten sind, wie bereits erwähnt, *als biologische Standardgrößen zu betrachten.* Für den gleichen Stoff lassen sich am gleichen Probanden und unter gleichen äußeren Bedingungen stets gleiche Werte ermitteln. Dieses Verhalten erlaubt die Durchführung und Bewertung von Organfunktionstests. Dieses Verhalten ermöglicht auch die Aufstellung von Dosierungsberechnungen vor allem für repetitive und Langzeittherapie.

Die pharmakokinetischen Standardgrößen sind jedoch durch eine Reihe von Faktoren zum Teil erheblich zu beeinflussen. Die Kenntnis dieser Faktoren ist von außerordentlicher Bedeutung. Sie müssen bei Dosierungsberechnungen und bei der Bewertung von Funktionstests berücksichtigt werden. Andererseits ist in vielen Fällen eine aktive Einflußnahme vor allem im Sinne einer Beschleunigung der Elimination bei Vergiftungen mit exogenen und auch endogenen Stoffen sehr wertvoll.

Die Beeinflussung der Pharmakokinetik bzw. der pharmakokinetischen Meßgrößen exogener und endogener Stoffe durch verschiedene Faktoren soll als Wechselwirkung (Interaktion) zusammengefaßt dargestellt werden.

Von besonderem Interesse ist vor allem die Beeinflußbarkeit der Eliminationsgeschwindigkeit. Die Veränderlichkeit der Größe des Verteilungsvolumens muß jedoch ebenfalls beachtet werden.

2. Elimination

a) Krankhafte Veränderungen des eliminierenden Organs

Durch krankhafte Veränderungen werden die Leistungen eines Organs zum Teil erheblich beeinträchtigt. Sogenannte Funktionstests mit geeigneten Testsubstanzen geben uns im Vergleich zum Gesunden und im Krankheitsverlauf zahlenmäßig Auskunft über die restierende Leistungsfähigkeit des Organs. Es ist hierbei gleichgültig, ob man sich der

Volumenclearance (Clearance im klassischen Sinne nach van Slyke), der Zeitclearance (Halbwertzeitmethode nach Dost), der Isotopentechnik, der wesentlich pauschaleren sogenannten Retentionstests oder Excretionsproben bedient. In jedem Fall wird die Eliminationsleistung, und zwar letzten Endes die Eliminationsgeschwindigkeit bestimmt, oder sie geht zumindest als wesentlicher Faktor in das Ergebnis ein.

Genauso wie eine Verzögerung der Elimination eines Teststoffes auf eine Erkrankung des an seiner Ausscheidung wesentlich beteiligten Organs bei einem Patienten hinweist, werden auch alle jene Arzneimittel bei diesem Kranken verlangsamt eliminiert, deren Ausscheidung als Leistung des betroffenen Organs erfolgt.

So weist ein pathologischer Ausfall des Bromsulphalein-Tests oder einer intravenösen Bilirubinbelastung auf eine hepatocelluläre Störung. Dementsprechend werden überwiegend durch die Leber ausgeschiedene oder abgebaute Arzneimittel in diesem Fall ebenfalls verzögert eliminiert: Phenylbutazon, Steroide, Salicylate, N-Acetylaminophenol, Azorubin, Paraaminobenzoesäure, Chloramphenicol, Sulfonamide.

In gleicher Weise zeigen Inulin, Kreatinin oder Thiosulfat glomeruläre Filtrationsstörungen an. Bei dieser Nierenfunktionsstörung werden wiederum Arzneimittel betroffen, von denen einige typische genannt seien: Streptomycin, Isoniacid, Tetracycline, Ethambutol, Cephaloridin.

Störungen der Tubulusfunktion bzw. der gesamten exkretorischen Nierenfunktion weisen wir mit Hilfe von Phenolrot oder Paraaminohippursäure nach. Auch hier ist der Grad der Verzögerung der Elimination dem Grad der Funktionsstörung des Organs recht gut korreliert. Analog zu den Testsubstanzen werden wiederum eine Reihe von Medikamenten betroffen: Penicillin und seine halbsynthetischen Derivate, Cephalotin, Nitrofurantoin, Kontrastmittel zur Röntgendarstellung der ableitenden Harnwege.

Bei insuffizienter Elimination, also z.B. bei Gabe eines renal ausgeschiedenen Arzneimittels an einen niereninsuffizienten Patienten wird es bei wiederholter Applikation zur Kumulation kommen, wenn die gestörte Organfunktion nicht berücksichtigt wird. Wir sind heute durch umfangreiche pharmakokinetische Untersuchungen in die Lage versetzt, derartige Störungen abzuschätzen und durch Dosiskorrekturen auszuschalten. Das Prinzip ist dabei einfach zu verstehen und anzuwenden: Der Mittelwert der Arzneimittelkonzentration im steady state während einer Dauertherapie ($\bar{y}^*$) ist proportional der Dosis pro Zeit ($\dot{D}$) und umgekehrt der totalen Clearance des betrachteten Stoffes. Die totale Clearance ist nun die Summe aus der renalen Clearance und einer nicht renalen, zumeist also metabolischen bzw. hepatischen Clearance:

$$\bar{y}^* = \frac{D}{Cl_{ren} \cdot Cl_{n-re}} \tag{85}$$

Es hat sich für den Urämiker gezeigt, daß für den renal eliminierten Anteil eines Pharmakons dessen renale Clearance der endogenen Kreatinin-Clearance proportional ist und daß es lediglich gilt, den Proportionalitätsfaktor (F) zu finden, um die Beziehung $\bar{y}^* = \dfrac{D}{f \cdot Cl_{creat} + Cl_{n-ren}}$ für einzelne Arzneistoffe aufstellen zu können.

b) Altersabhängige Veränderungen der Elimination

Der größte Teil der bisher daraufhin untersuchten Stoffe wird beim Neugeborenen erheblich langsamer ausgeschieden als beim älteren Kind. Dies beruht zum Teil wohl darauf, daß zahlreiche vor allem für die Detoxikation notwendigen Enzyme in der Leberzelle des Neugeborenen eine nur sehr geringe Aktivität erkennen lassen. Diese enzymatischen Funktionen reifen erst innerhalb der ersten Lebenswochen oder Lebensmonate zur vollen Leistung heran. Hiervon sind neben den Teststoffen Bromsulphalein (Abb. 56) und Bilirubin auch wieder die entsprechenden im vorigen Abschnitt erwähnten Arzneimittel betroffen.

Aus Untersuchungen mit Indocyaningrün läßt sich schließen, daß auch jene Carrier-Proteine, die diese Testsubstanz durch die Leberzelle transportieren, bei dem Neugeborenen vermindert sind. Jedenfalls ist auch die Indocyaningrün-Elimination beim Neonaten gegenüber dem älteren Kind deutlich verlangsamt.

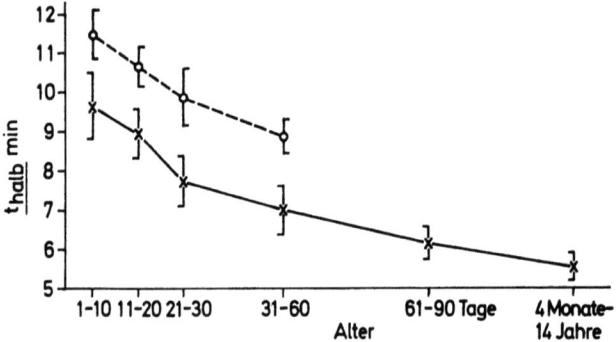

Abb. 56. Die Eliminationshalbwertzeit von Bromsuphalein in Abhängigkeit vom Lebensalter

Die *glomeruläre Filtration* und die *tubuläre Sekretion* zeigen jedoch ebenfalls eine verminderte Leistung beim Neugeborenen, wie es Untersuchungen mit Inulin und Thiosulfat bzw. mit Paraaminohippursäure und Phenolrot nachwiesen, und wovon ebenfalls die analogen im vorigen Abschnitt erwähnten Arzneimittel betroffen sind. Diese funktionelle Unreife mag darauf beruhen, daß in der Niere des Neonaten zwar bereits alle Nephren angelegt sind, jedoch erst im Laufe der ersten Lebenszeit voll in den Kreislauf einbezogen werden. Ferner lassen sich ultramikroskopisch an der Basalmembran der Glomerulumschlingen Unterschiede erkennen: Sie ist anfangs dicker und dreischichtig, später erscheint sie zweischichtig und dünner.

Etwa vom sechsten Lebensmonat an bis zu etwa zwei Jahren scheinen einige Arzneimittel, wie es für Sulfonamide nachgewiesen werden konnte, rascher eliminiert zu werden als bei älteren Kindern oder Erwachsenen. Es liegen Untersuchungen vor, die gegenüber der Norm Erwachsener eine Verkürzung der Eliminationshalbwertzeit um ein Fünftel bis ein Viertel konstatieren. Auch hier wären Konsequenzen für die Therapie im Sinne von Dosiserhöhungen oder Intervallkürzungen erforderlich.

Im *höheren Alter* werden wiederum Verzögerungen der Elimination beobachtet. Die bisher vorliegenden Untersuchungen zeigen eine so starke Streuung auf, daß es zunächst aussichtslos erscheint, berechenbare oder vorausschaubare Größen zu nennen.

Der Grad der über das ganze Leben summierten Schädigung verbunden mit der individuell sehr verschieden ausgeprägten Involution wird hier im Laufe der Fortentwicklung der klinischen Pharmakologie mit Sicherheit dazu führen, daß individuelle Therapiechemata mit Dosierungskorrekturen nach Wirkstoffkonzentrationsbestimmungen errechnet werden. Jedenfalls scheinen sich in der Regel die renalen Eliminationsfunktionen vor den hepatischen zurückzubilden. Man ist geneigt zu sagen, daß sich so der Kreis vom Kinde zum Greise wieder schließe. Immerhin muß bei der Therapie des Neugeborenen bzw. des Kindes im ersten Lebensvierteljahr und beim Greis den geschilderten Umständen Rechnung getragen werden.

c) Pharmakogenetische Faktoren

Unter dem Stichwort Pharmako*genetik* sollen lediglich zwei Besonderheiten erwähnt werden.

Angeborene Enzymdefekte (inborn errors of metabolism) sind sehr seltene Erkrankungen, die entweder bei den heute in großem Maßstabe durchgeführten Screenings frühzeitig entdeckt werden, oder die infolge einer Gedeihstörung auffallen und zur Klärung und Dauerbehandlung speziellen Zentren zugeführt werden. Genannt sei als Beispiel der Glucuronyltransferasemangel, der nicht nur die Bilirubinkonjugation

beeinträchtigt, sondern auch auf die Glucuronierung und damit Elimination zahlreicher Arzneimittel einwirkt.
Die anderen bekannten Erkrankungen dieser Gruppe haben in der Regel keinen größeren Einfluß auf die Pharmakokinetik von Arzneimitteln.
Andererseits, und dieser Umstand hat letzten Endes zur Prägung des Begriffes Pharmakogenetik geführt, scheint für eine Reihe von Stoffen die Eliminationsgeschwindigkeit bei einzelnen Bevölkerungsgruppen offenbar genetisch bedingt unterschiedlich zu sein. Gründlich untersucht ist bisher die Elimination des Isonicotinsäure-hydrazids. Man fand sogenannte Langsaminaktivierer mit einer Eliminationshalbwertzeit von etwa 160 Minuten und Schnellinaktivierer mit einer Eliminationshalbwertzeit von 60 Minuten. Hier sind ebenfalls weitere Untersuchungen erforderlich.

d) Abhängigkeit der Eliminationsgeschwindigkeit vom Säure-Basen-Haushalt

Ein Faktor, der die Eliminationsgeschwindigkeit sehr vieler Substanzen beeinflußt, ist die Wasserstoffionenkonzentration des Harns und anderer Körperflüssigkeiten.
Undissoziierte Verbindungen sind besser lipidlöslich als ionisierte bzw. stark dissoziierte Stoffe. Infolgedessen werden geringer dissoziierte Substanzen leichter transcellulär transportiert (non ionic diffusion). Die tubuläre Reabsorption wird demzufolge bei geringerem Dissoziationsgrad besser sein als bei stärkerer Ionisierung, die Elimination wird verzögert.

Schwache Säuren werden, da sie im alkalischen Milieu einer stärkeren Ionisierung unterliegen als im sauren, bei alkalischem Harn schlechter reabsorbiert und somit rascher eliminiert als bei saurem Harn. Umgekehrt werden schwache Basen bei saurem Harn rascher ausgeschieden. In gleicher Weise ist es zu verstehen, daß Alkaloide, wie z.B. Morphin und dessen Derivate, im sauren Magensaft erscheinen.
Dieses Verhalten spielt insofern eine wichtige Rolle, als bei Zuständen von Sepsis, bei länger dauernden Fieberschüben, bei Enteritiden, bei Intoxikationen und auch bei der respiratorischen Acidose fast regelmäßig ein saurer Harn entleert wird. Umgekehrt erzwingen wir bei Pufferung dekompensierter Acidosen einen alkalischen Harn. Die Größenordnung der daraus resultierenden Änderung der Eliminationsgeschwindigkeit ist erheblich.
Durch Alkalisierung ließ sich eine Beschleunigung der Elimination eines Sulfonamids um das Dreifache bewirken. Bei schweren Dyspepsien oder Enteritiden wurden bei Säuglingen verschiedene Sulfonamide in der

akuten Phase deutlich langsamer eliminiert (Acidose) als nach Abklingen der akuten Phase. Bereits die bekannte circadiane Rhythmik im Säurebasenhaushalt führt zu parallel laufenden Änderungen der Eliminationsgeschwindigkeit im Laufe des Tages bei Sulfonamiden und Amphetaminen.

Bei Langzeittherapie können durch Störungen im Säurebasenhaushalt Abweichungen von der erwarteten Konzentration um das Zehnfache resultieren, Abweichungen also in einer erstaunlichen Größenordnung.

Therapeutisch nutzbar zu machen ist dieser Effekt bei Vergiftungen. Alkalisieren bei Barbiturat-Überdosierung und Säuern und Entfernen des sauren Magensaftes bei Morphin- und Codein-Vergiftungen gehören heute zur Behandlung derartiger Unglücksfälle.

Dagegen ist es noch nicht üblich, den Zustand im Säurebasenhaushalt routinemäßig in die Dosierungsberechnung einzubeziehen.

Tabelle 5. Schnellere Elimination

Alkalischer Urin	Saurer Urin
Sulfonamide	Amphetamin
Salicylate	Chinacrin (Atebrin)
Paraaminohippursäure (PAH)	Chloroquin
Phenobarbital	Santochin
Barbital	Nicotin
Phenylbutazon	Chinin
Citronensäure	Procain
p-Aminobenzoesäure	5-Hydroxytryptamin
Probenecid	Pethidin
Indolessigsäure	Dexamphetamin
Phenolrot	Suprarenin
Bromkresolgrün	Levorphanol (Dromoran)
Bromphenolblau	Morphin
2,4-Dinitrophenol	Codein
Nitrofurantoin	
Carbutamid	
Aminosäuren	

Tabelle 5 zeigt eine Zusammenstellung von Arzneimitteln, die schwache Säuren sind, und die dementsprechend bei saurem Harn langsamer eliminiert werden als bei alkalischem Harn und umgekehrt schwache Basen, die bei alkalischem Harn langsamer eliminiert werden.

e) Cicadiane Rhythmik der Eliminationsgeschwindigkeit

Die bisher bekannt gewordenen circadianen Rhythmen der Eliminationsgeschwindigkeit betrafen Sulfonamide und konnten zwanglos als durch die Rhythmik im Säurebasenhaushalt verursacht erklärt werden. Die nächtliche geringe Acidose führt zu einer Verlangsamung der Elimination der schwach sauren Sulfonamide in der Nacht gegenüber dem Tage (Dettli).

Die circadianen Schwankungen der Serumeisenkonzentration waren Veranlassung, das biokinetische Verhalten dieses Metaboliten zu untersuchen. Nach diesen Untersuchungen werden die tagesrhythmischen Schwankungen der Serumeisenkonzentration vorwiegend durch die wechselnde Größe des endogenen Zuflusses bzw. des metabolischen Transfers bedingt. Schwankungen in der Eliminationshalbwertzeit (turnover rate bzw. Umsatzgeschwindigkeit) sind in geringerem Maße wirksam. Untersuchungen zu diesem Problem mit anderen endogenen Stoffen sollten eine weitere Klärung erbringen.

f) Wasserdiurese und Eliminationsgeschwindigkeit

Als weiterer Weg, aktiv auf den Eliminationsvorgang einzuwirken, wird versucht, durch eine Beschleunigung des Harnflusses die Ausscheidung eines Stoffes durch die Niere zu beeinflussen. Dieser Gedanke basiert auf der Vorstellung, durch die Wasserdiurese die tubuläre Reabsorption zeitlich zu limitieren und dadurch die Ausscheidung zu beschleunigen. Um einen derartigen Effekt zu erzielen, sind allerdings sehr große Flüssigkeitsmengen erforderlich. Von der sogenannten forcierten Diurese kann man erst bei Harnmengen von 500 bis 800 ml/Std (das sind 12 bis 20 l in 24 Stunden) beim Erwachsenen sprechen. Geringere Flüssigkeitsmengen sind unwirksam. Übrigens ist mit derartigen Flüssigkeitsmengen kaum eine Glucosurie zu bewirken, obwohl auch hier die tubuläre Reabsorption die Glucoseausscheidung durch den Harn verhindert.

Es läßt sich nur mit sehr großen Flüssigkeitsmengen eine Einwirkung auf die Eliminationsgeschwindigkeit erreichen.

g) Lösungsmittelmangel

Eine weniger aus der Pharmakokinetik als aus der Beschäftigung mit dem Elektrolythaushalt kommende Beobachtung verdient in diesem Zusammenhang unsere Beachtung. *Fabre* stellte fest, daß gesunde Erwachsene größere zusätzliche Kochsalzmengen (30 g/Tag) ohne weiteres tolerierten, solange sie ad libitum Flüssigkeit zu sich nehmen konnten. Eine Einschränkung der Wasserzufuhr limitierte die Kochsalzelimina-

tion. Natrium wurde retiniert, übrigens wie immer zusammen mit Wasser, so daß eine Vergrößerung des extracellulären Flüssigkeitsraumes resultierte.
Es handelt sich hierbei offenbar um einen ausgesprochenen Lösungsmittelmangel. Diese Versuche ließen sich auch bei Säuglingen reproduzieren, wo z.B. der Mineralgehalt gewisser früher üblicher Heilnahrungen so groß war, daß auf die Dauer eine Natrium- und damit verbundene Flüssigkeitsretention zu einem Gewichtsanstieg führte. Zusätzliche Flüssigkeitsgabe führt zur Elimination des Natriums und damit zur Reduzierung des Körpergewichts durch eine Normalisierung des extracellulären Flüssigkeitsraumes.
Ganz entsprechend ist bei starker Exsiccose, also ebenfalls bei Lösungsmittelmangel, die renale Clearance für viele Substanzen vermindert. Daß hier nicht nur der Lösungsmittelmangel, sondern auch hämodynamische Faktoren ursächlich von Bedeutung sein mögen, sei nur erwähnt.
In diesem Abschnitt müssen auch jene Unglücksfälle Erwähnung finden, bei denen die Einnahme größerer Mengen schwer löslicher Sulfonamide zur Kristallurie mit schwersten Nierenschäden führte. Derartige Sulfonamide sind heute nicht mehr in Gebrauch. Zum Teil waren die Substanzen selbst, zum Teil ihre Metaboliten unter ungünstigen Säurebasenverhältnissen und eben bei relativem Lösungsmittelmangel in den Tubuli auskristallisiert.
Es muß auf jeden Fall beachtet werden, daß Zustände von Wasserverlust aber auch solche mit übermäßigem Angebot von zu eliminierenden Stoffen die Eliminationsgeschwindigkeit durchaus im Sinne einer Verlangsamung beeinflussen können. Niederschläge in den ableitenden Harnwegen dürften heutzutage zu den seltenen Vorkommnissen zählen.

h) Enzyminduktion

Ein weiteres Prinzip zur aktiven Einwirkung auf die Elimination von körperfremden Stoffen vor allem im Sinne einer Beschleunigung hat in den letzten Jahren unter dem Schlagwort Enzyminduktion die Aufmerksamkeit auf sich gezogen. Bis heute sind mehr als 200 Substanzen bekannt, die offenbar in diesem Sinne wirken. Unter ihrem Einfluß nehmen jene Strukturen der Leberzelle an Menge zu, an denen Enzyme lokalisiert sind, die die Elimination von Arzneimitteln durch Demethylierung, Konjugation oder Oxidation bewirken.
Die bekanntesten dieser Stoffe sind Barbiturate, Glutethimid, Tolbutamid, Nicethamid, einige Cancerogene und auch Insecticide. Umfangreichere Untersuchungen liegen bisher vor allem mit Phenobarbital und aus unserem Arbeitskreis mit dem Xanthinderivat Complamin vor.

Unter Einwirkung dieser Stoffe kommt es offenbar zu einer Vermehrung der glatten Membranen (smooth membranes) des endoplasmatischen Reticulums. Hiermit ist eine gesteigerte Aktivität der genannten Enzyme verbunden, wie in-vitro-Tests nachweisen, und wie in vivo die Beschleunigung der Elimination einer Reihe von Stoffen bestätigt.

Die praktische Bedeutung der unter dem Begriff der Enzyminduktion zusammengefaßten Erscheinungen ist groß.

Arzneimittel werden in diesem Falle rascher metabolisiert und infolgedessen schneller eliminiert, so daß die Wirkstoffkonzentration im Organismus früher als gewohnt unter den wirksamen Spiegel absinkt. Dosis- und Dosierungsintervallberechnungen können nicht mehr stimmen, wenn das betreffende Mittel bei einem im Sinne der Enzyminduktion vorbehandelten Probanden eingesetzt werden soll. Hierauf ist stets bei Kombination von Medikamenten zu achten.

Erinnert sei in diesem Zusammenhang an die Therapie mit Anticoagulantien, bei der die Dosierung auf Grund von Gerinnungsanalysen eingestellt wird. Bei gleichzeitiger Phenobarbitalgabe unter Dicumaroltherapie wird das Anticoagulans rascher eliminiert, es muß höher dosiert werden. Nach Absetzen des Phenobarbitals kommt es in Umkehrung der Verhältnisse sehr häufig zu verstärkter Dicumarolwirksamkeit, da das Anticoagulans nunmehr wieder langsamer ausgeschieden wird. Bemerkbar macht sich dieses Verhalten gelegentlich in einer erheblichen Blutungsneigung.

Der Pädiater denkt bei dem Begriff der Enzyminduktion vor allem an das Neugeborene. Im ersten Trimenon werden, wie erwähnt, zahlreiche Stoffe im Vergleich zum Verhalten bei älteren Kindern erheblich langsamer ausgeschieden. Ursache dieser Minderleistung ist eine sehr geringe Aktivität einer Reihe von Enzymen, die erst allmählich im Sinne einer Reifung zur vollen Leistung gelangen.

Eine diesem Mechanismus entgegenwirkende Beschleunigung der Elimination von Teststoffen und auch von Arzneimitteln hat im allgemeinen nur akademisches Interesse, wenn man die altersabhängigen Daten der Elimination kennt und bei Diagnostik und Therapie berücksichtigt.

Zu jenen Substanzen, die von Enzymen mikrosomaler Fraktionen bzw. des endoplasmatischen Reticulums metabolisiert und damit eliminationsfähig gemacht werden, gehört jedoch auch das Bilirubin. Bilirubin fällt beim Hämoglobinabbau und auch als sogenanntes Shunt-Bilirubin bei der Synthese des roten Blutfarbstoffes an.

Zu jenen Enzymen, die beim Neugeborenen eine sehr geringe Aktivität zeigen, und die erst langsam innerhalb der ersten Lebenswochen zur vollen Leistung heranreifen, gehört die Glucuronyltransferase, die das Bilirubin glucuroniert und damit dessen Ausscheidung möglich macht.

Je nach Leistungsfähigkeit des glucuronierenden Systems kommt es in der postpartalen Periode durch die verlangsamte Bilirubin-Elimination zu einem mehr oder weniger ausgeprägten Ikterus (Icterus neonatorum), der durch vermehrten endogenen Zufluß (Hämolyse, Hämatome, toxische oder septische Prozesse) noch verstärkt werden kann.
Unkonjugiertes Bilirubin wird normalerweise an Albumin gebunden transportiert. Wird die Bindungskapazität des Albumins bei zu hoher Bilirubinkonzentration im Serum überschritten, so gelangt dieser Metabolit in die Zellen der Hirnkerne, wo er toxisch wirkt (Entkoppelung der oxidativen Phosphorylierung), und so zum Krankheitsbild des Kernikterus führt. Hier auf dem Wege der Enzyminduktion eine Beschleunigung der Bilirubinelimination zu bewirken, wäre ein lohnendes Ziel. Tierversuche erbrachten je nach Species und auch Versuchsanordnung recht unterschiedliche Ergebnisse, aus denen vor allem abgelesen werden kann, daß wir nicht ohne weiteres vom kleinen Laboratoriumstier auf den Menschen schließen dürfen. Andererseits ermutigen uns aber die Tierversuche, die Anwendbarkeit des Prinzips der Enzyminduktion für die praktische Medizin zu prüfen.
Yaffe u. Mitarb. und kurz darauf auch Crigler und Gold berichten über den erfolgreichen Einsatz von Phenobarbital bei je einem Fall von Crigler-Najjar-Syndrom. Durch Phenobarbital konnte die Bilirubinelimination bei diesen Fällen von angeborenem Glucuronyltransferasemangel so beschleunigt werden, daß die anfangs stark erhöhte Bilirubinkonzentration im Blut auf wesentlich niedere Werte abfiel. Nach Absetzen des Barbiturats stieg der Bilirubinspiegel wieder an. Versuche mit Salicylamid zeigten, daß tatsächlich die Glucuronierungskapazität zunahm. Die Phenobarbitalwirkung war mehrfach reproduzierbar.
Im Tierversuch konnten Catz und Yaffe einen sicheren Effekt im Sinne einer Beschleunigung der Bilirubinelimination durch Vorbehandlung der Versuchstiere mit Phenobarbital erzielen. Auch Behandlung der Muttertiere bis zum Wurf führte zu einem deutlichen Effekt im Sinne der Enzyminduktion bei den Neugeborenen. Bei jungen Säuglingen konnten einige Untersucher in den ersten Lebenstagen unter Phenobarbitalbehandlung regelmäßig eine Senkung der Bilirubinkonzentration im Serum erzielen, während andere Untersuchergruppen keinen Effekt beobachten konnten.
Wir untersuchten den Einfluß von Phenobarbital auf die Eliminationsgeschwindigkeit von Sulfasomidin. Da in Vorversuchen die deutlichsten Veränderungen einige Tage nach dreitägiger Barbituratbehandlung gefunden wurden, verabfolgten wir den Probanden drei Tage lang täglich einmal Phenobarbital in Dosen zwischen 10 und 20 mg/kg Körpergewicht intramusculär. Vorher, am dritten Tage nach Absetzen des Barbi-

turats und einige weitere Tage später wurde die Eliminationshalbwertzeit des Sulfasomidins bestimmt (Tabelle 6).
Auch die Elimination von Bromsulphalein wird in gleicher Weise durch Phenobarbital beeinflußt, ebenso wirkt das Xanthinderivat Complamin auf die Elimination des Sulfasomidins wie auch des Bromsulphaleins im Sinne einer Beschleunigung (Tabelle 6).
Schließlich gelang auch der Nachweis, daß Phenobarbitalgabe die Bilirubinkonzentration im Vergleich zu nichtbehandelten Kindern deutlich zu senken vermag.

Tabelle 6. Eliminationshalbwertzeit von Sulfasomidin und Bromsulphalein vor und nach Behandlung mit Phenobarbital und Complamin.

	N	Alter	$t_{50\%}$ vor Behandlung	nach 3 Tagen Behandlung	3 Tage nach Behandlung
Versuch mit Phenobarbital (20 mg/kg/Tag)					
Sulfasomidin	21	1,6 Mo	7,0	6,0	5,1 Std
Bromsulphalein	12	2,7 Mo	9,6	9,4	7,4 min
Versuch mit Complamin (60–100 mg/kg/Tag)					
Sulfasomidin	23	12 Tg	15,0	10,2	– Std
Bromsulphalein	6	22 Tg	11,0	10,4	8,5 min

Tabelle 7

Phenobarbitalbehandlung 7,5 mg/kg/Tag	Neugeborene $n = 10$	maximale Eliminationsgeschwindigkeit V_{max}
Indocyaningrün-Elimination		vor Behandlung nach
		45 µMol · l^{-1} · min 63 µMol · l^{-1} · min.

Nicht nur die mikrosomalen Enzyme der Leber, sondern auch Transportproteine in der Leberzelle scheinen durch Phenobarbital induzierbar zu sein. Von Indocyaningrün ist bekannt, daß es bei seiner selektiven Aufnahme durch die Leber an Transportproteine an die Leber-

zelle gebunden wird. Die Elimination des Farbstoffes aus dem Blut gehorcht einer Sättigungskinetik. Die maximale Eliminationsgeschwindigkeit V_{max} kann durch Phenobarbitalbehandlung deutlich gesteigert werden (Tabelle 7).
Wieweit die Enzyminduktion tatsächlich für die Routinetherapie der metabolischen Hyperbilirubinämie und für weitere klinische Fragestellungen, wie z. B. die Therapie von Vergiftungen, nutzbar gemacht werden kann, haben weitere Untersuchungen zu zeigen. Ganz sicher haben wir aber bei gleichzeitig oder nacheinander erfolgender Therapie mit mehreren Arzneimitteln immer damit zu rechnen, daß eines der Medikamente im Sinne der Enzyminduktion wirkt und damit die Elimination eines anderen beschleunigt.

i) Hemmung der Elimination durch toxische Wirkung

Einzelne Arzneimittel führen vor allem bei in den toxischen Bereich führenden Dosen zu einer Beeinflussung der Elimination im negativen Sinne. Derartige Erscheinungen gehören eigentlich in den Bereich der Toxikologie oder der Pharmakologie. Die Rückwirkungen der Schädigung einzelner Organe oder Organfunktionen, um die es sich hier zweifelsohne handelt, auf die Pharmakokinetik sind die gleichen wie im Abschnitt „Krankhafte Veränderungen des eliminierenden Organs" (S. 102) besprochen.

α) Verdrängung aus der Eiweißbindung

Ein großer Teil körperfremder und auch körpereigener Stoffe wird in der Regel an Eiweiß, vor allem an Albumin gebunden durch das Blut transportiert. Diese Vehikelfunktion des Albumins ist selbstverständlich stöchiometrisch begrenzt. Die Bindung bzw. das Verhältnis von gebundenem zu nichtgebundenem Anteil des betreffenden Stoffes gehorcht dem Massenwirkungsgesetz. Von Substanz zu Substanz sind hierbei jedoch die jeweiligen Relationen zwischen freiem, gebundenem und gesamtem Anteil sehr unterschiedlich.
Ferner ist die Affinität der einzelnen Stoffe verschieden, so daß einige Substanzen andere aus der Proteinbindung zu verdrängen vermögen. So vermögen z. B. Sulfonamide Bilirubin aus der Albuminbindung zu verdrängen, so daß das Bilirubin vorzeitig aus dem Blut ins Gewebe abströmt und vor allem beim Neugeborenen bereits bei niederen Bilirubinkonzentrationen zum Kernikterus führen kann, als es normalerweise der Fall ist.
Andererseits gibt es bei eiweißgebundenen Arzneimitteln bei Überschreiten der Eiweißbindungskapazität eine raschere Elimination, so daß kom-

plexe Kurven entstehen, die einer pharmakokinetischen Deutung nur dann zugänglich sind, wenn man diesen Mechanismus in die Kalkulation einbezieht.

Im allgemeinen wird die Überschreitung der Bindungskapazität und die Verdrängung aus der Eiweißbindung außer beim Neugeborenenikterus mit der Gefahr des Kernikterus nur selten zu verzeichnen sein, da derartig hohe Dosierungen von Arzneimitteln nicht die Regel sind.

β) Clearancedepression

Ein weiterer Faktor, der die Elimination beeinflußt, ist die sogenannte Clearancedepression. Die Fähigkeit der Niere, tubulär zu sezernieren, ist begrenzt. So kann es geschehen, daß bei gleichzeitiger Gabe mehrerer derartig ausgeschiedener Stoffe diese Substanzen zum Teil langsamer als gewohnt eliminiert werden. Dies trifft z.B. zu, wenn während hochdosierter Penicillintherapie Paraaminohippursäure-Clearance-Bestimmungen durchgeführt werden. Eine derartige wechselseitige Beeinflussung wird außer bei diesen beiden Stoffen auch bei Cephalotin, Nitrofurantoin, Perabrodil und auch Coronamid beobachtet. Selbstverständlich kann es bei Überschreiten der tubulären Kapazität durch nur einen dieser Stoffe zu einem ähnlichen Zustand kommen, der unter dem Begriff der Selbstdepression der Clearance bekannt ist. Überschreiten einer PAH-Konzentration von fünf bis zehn mg/100 ml im Serum führt zum Beispiel dadurch zu Clearance-Werten, die nicht der tatsächlichen Nierenleistung entsprechen (vgl. S. 21, Sättigungskinetik).

γ) Beschleunigung der Elimination durch enteral verabreichte Komplexbildner und Adsorbentien

Lediglich erwähnt werden soll hier eine Form der Wechselwirkung, auf die unsere Aufmerksamkeit in letzter Zeit gelenkt wurde. Doxicyclin, ein Tetracyclin mit scheinbar langer Eliminationshalbwertzeit, die durch hochgradige enterale Reabsorption vorgetäuscht wird, bildet mit Eisenpräparaten Chelate, die kaum resorbiert werden. Bei gleichzeitiger Eisen- und Doxicyclingabe resultiert infolge dieser Chelatbildung eine sehr viel raschere Doxicyclinelimination. In ähnlicher Weise wirken eine Reihe von Adsorbentien, die gerne bei Enteritiden rezeptiert werden: Sie adsorbieren auch ein gleichzeitig verabfolgtes Antibioticum, so daß es nicht resorbiert werden kann und damit wirkungslos bleiben muß. Ähnlich wirken z.B. auch Ionenaustauscher.

3. Verteilungsvolumen

a) Dehydration – Hydratation

Störungen im Wasserhaushalt führen sehr häufig und bereits lange vor sichtbaren Zeichen der Dekompensation zu Veränderungen der Größe der Flüssigkeitsräume. Vor allem der extracelluläre Raum als Flüssigkeitsreservoir ist Schwankungen seines Volumens in stärkerem Maße unterworfen. Und da er für sehr viele Arzneimittel das Verteilungsvolumen darstellt oder in es einbezogen ist, muß hierdurch bedingten Schwankungen der Konzentration eines Wirkstoffes Aufmerksamkeit gewidmet werden. Die große Wasseraufnahmefähigkeit der Strukturen des kindlichen interstitiellen Gewebes und auch die erheblich stärkere Hydrolabilität des kindlichen Organismus erfordern in dieser Hinsicht besondere Beachtung.

Vergrößerungen des extracellulären Flüssigkeitsvolumens auf 170% der Norm ohne nachweisbare Ödeme und andererseits Abnahme um 56% vom Normwert sind bei Säuglingen nachgewiesen worden. Bei Erwachsenen sind derartige Werte ohne Ödembildung bzw. ohne schwerste Dekompensationserscheinungen bisher nicht beobachtet worden. Sind das Verteilungsvolumen eines Arzneimittels und die Größe des extracellulären Flüssigkeitsraumes identisch, und würden wir bei einem gesunden Kind mit einem derartigen Arzneimittel z. B. eine Konzentration von 10 mg pro 100 ml erreichen können, so läge dieser Wert bei dem Kind mit Wassereinlagerung bei derselben Dosis bei 5,9 mg%. Beim exsiccierten Kind würden wir dagegen 23 mg% messen.

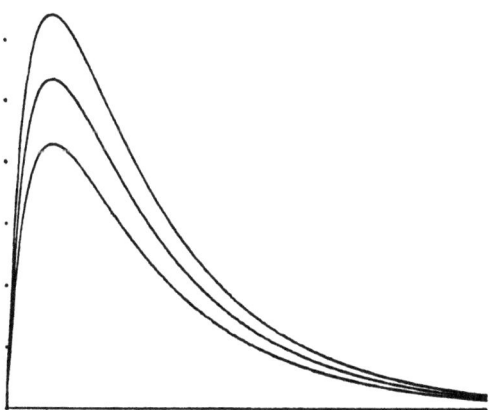

Abb. 57. Konzentrationsverlaufskurven bei Änderung des Verteilungsvolumens. Mittlere Kurve: Bezugskurve; obere Kurve: Verteilungsvolumen 20% kleiner, untere Kurve: Verteilungsvolumen 20% größer

Derartige Extremwerte sind selten, aber geringere Abweichungen kommen doch relativ häufig vor. Bei um jeweils 20% verändertem Verteilungsvolumen ergäben sich für ein Arzneimittel bei unveränderter Resorptions- und Eliminationsgeschwindigkeit die auf Abb. 57 dargestellten Konzentrationsverlaufkurven. Die Konzentrationen verhalten sich überall wie 12 zu 10 zu 8. Bei differenten Arzneimitteln muß vor allem bei grober Schätzung der Dosis hier durchaus eine Rückwirkung auf den Therapieerfolg erwartet werden.

Anzumerken ist vielleicht noch, daß Veränderungen der Größe des extracellulären Flüssigkeitsraumes in dieser Größenordnung bereits durch eine einmalige Gabe eines Salureticums oder andererseits durch Infusion kochsalzhaltiger Flüssigkeiten bewirkt werden können.

b) Hydropische Zustände

Hydropische Zustände, wie z.B. Hydrocephalus, Ascites oder Hydrothorax vergrößern das Verteilungsvolumen für eine Reihe von Medikamenten erheblich. Die Einbeziehung derartiger Flüssigkeitsansammlungen in die Dosierungsberechnungen wird aber zusätzlich noch erheblich dadurch erschwert, daß diese Wasserreservoire normalerweise nicht der ausgesprochen raschen Durchmischung und Umsetzung unterliegen wie die physiologischen Räume.

Man erhält z.B. bei Säuglingen mit ausgeprägtem Hydrocephalus oder bei Kranken mit einem starken Ascites infolge der langsamen und irregulären Durchmischung keine mathematisch oder pharmakokinetisch auswertbaren Eliminationskurven nach einmaliger intravenöser Injektion von Testsubstanzen. Unter Dauerinfusion ist erst nach erheblich verzögerter Zeit mit einem Steady state zu rechnen.

Diese Verhältnisse sind sehr unübersichtlich und werden durch therapeutische Maßnahmen, wie Punktionen, Dehydratationsversuche usw. nicht überschaubarer, so daß sie an dieser Stelle nur erwähnt werden sollen.

4. Schlußbemerkung

Es muß ausdrücklich bemerkt werden, daß die Begriffe Synergismus, Addition und Antagonismus der Wirkung und dergleichen ausschließlich in den Bereich der Pharmakologie gehören. Sie haben mit dem pharmakokinetischen Begriff der Wechselwirkung (Interaktion) nichts zu tun.

Es sollte dargestellt werden, daß die Wechselwirkung (Interaktion) oder die Beeinflussung pharmakokinetischer Meßgrößen exogener und endogener Stoffe durch die verschiedensten Faktoren hervorgerufen werden kann. Diese Faktoren sind bei Dosierungsberechnungen und bei Aus-

wertung von Funktionstests unbedingt in die Überlegungen einzubeziehen. Eine Wechselwirkung kann sowohl zu überhöhten und toxischen Konzentrationen führen als auch Wirkungslosigkeit infolge zu geringer Arzneimittelkonzentration zur Folge haben.
Beides sind Nebenwirkungen, wobei sicher zu Recht das Erreichen von toxischen Konzentrationen gefürchtet wird und bei den ersten Symptomen in der Regel Gegenmaßnahmen ergriffen werden können. Die Nebenwirkung der Unterdosierung dagegen wird häufig nicht bemerkt werden, obwohl sie sehr viel häufiger vorkommt als man gemeinhin annimmt. Dadurch, daß man sich auf eine Therapiewirkung verläßt, die nicht eintritt, ist diese Nebenwirkung der Unterdosierung auch außerordentlich schwerwiegend.
Im großen und ganzen muß man sagen, daß wir uns beim Studium der Faktoren, die eine Wechselwirkung bewirken können, noch am Anfang befinden.

IX. Verwendung von Analog-Rechnern in der Pharmakokinetik

1. Einführung

Die Entwicklung der Computertechnik der vergangenen Jahre hat zweifellos zu gewaltigen Fortschritten auf praktisch allen Gebieten wissenschaftlicher Arbeit geführt. Das liegt einmal daran, daß die Auswertung umfangreichen Beobachtungsmaterials jetzt Automaten überlassen werden kann, so daß der Untersucher sich auf Planung und Durchführung seiner Experimente beschränken kann. Das liegt zum anderen aber auch besonders daran, daß es möglich geworden ist, experimentell gewonnene Daten mathematischen Analysen zu unterziehen, mit denen gerade der biologisch arbeitende Wissenschaftler ohne spezielle mathematische Ausbildung überfordert wäre. Der Einsatz von Computern bedeutet deshalb nicht nur eine willkommene Arbeitserleichterung, er bedeutet vielmehr eine Vertiefung unseres Wissens um Zusammenhänge und Gesetzmäßigkeiten in der Natur und eröffnet neue Wege und neue Arbeitsgebiete. Diese können dann durchaus auch mit den klassischen Verfahren experimenteller Wissenschaft bearbeitet werden.
Die Arbeitserleichterung bei der sogenannten Datenverarbeitung wird durch die neu hinzukommenden Aufgaben mehr als ausgeglichen.
Das Wort „Computer" erweckt in uns gewöhnlich die Vorstellung eines großen Apparates, der mit unglaublicher Geschwindigkeit addiert, subtrahiert, multipliziert und dividiert, der die Fähigkeit besitzt, Vergleiche anzustellen und sogar Entscheidungen zu fällen vermag.
Solche Geräte sind im allgemeinen Digitalrechenautomaten.
In Wirklichkeit kann ein Digitalrechner lediglich addieren und subtrahieren. Multiplikationen erfolgen bereits durch wiederholte Additionen, Vergleiche werden vollzogen durch die Feststellung, ob eine Summe Null oder nicht-Null ist.
Die Rechengröße im Digitalrechner, die Quantität, die durch algebraische Operationen verändert werden soll, muß durch ein Muster von einzelnen Ja-Nein-Zuständen darstellbar sein, Veränderungen eines experimentellen Wertes werden durch Änderungen seines Musters herbeigeführt, wobei die einzelnen Ja-Nein-Zustände nacheinander verändert

werden. Der Auftrag, eine solche Änderung vorzunehmen, muß wiederum aus einer Vielzahl derartiger Ja-Nein-Muster bestehen.
Jegliche Rechenoperation muß demzufolge in eine Reihe von successiven Schritten aufgeteilt werden, deren Zwischenresultate festgehalten werden müssen.
Letztlich rechnet ein Digitalrechner wie ein Kind, das seine Finger zu Hilfe nimmt, wenn es zwei und drei zusammen zählen soll, da sein Gedächtnis noch nicht geübt ist, die Zwischenresultate, nämlich die Drei und die Vier zu behalten.
Diese scheinbaren Nachteile werden durch die hohe Geschwindigkeit ausgeglichen, mit der ein Digitalrechner die einzelnen Elementaroperationen durchführt und durch die Tatsache, daß die Anlagen über nahezu beliebig viele Speicherplätze zur Aufnahme von Daten, Zwischenergebnissen und Programmschritten verfügen können.
Ein echter Nachteil aus der Sicht des experimentell Forschenden besteht jedoch darin, daß die Programmierung trotz der Entwicklung zahlreicher, sogenannter problemorientierter Programmiersprachen außerordentlich aufwendig ist und Spezialisten überlassen werden muß. Es ist deshalb kaum möglich, zum Beispiel verschiedene pharmakokinetische Modelle auf ihre Gültigkeit hin zu untersuchen, wenn nicht die tätige Unterstützung durch einen Mathematiker oder wenigstens durch einen Programmierer gewährleistet ist. Überdies sollten die Modelle in der Form expliziter Gleichungen vorgelegt werden.
Der Analogrechner dagegen entspricht in hohem Maße den Bedürfnissen des experimentellen Wissenschaftlers. Die Programmierung ist sehr einfach und erfordert wenig Zeit, Programmänderungen können rasch vorgenommen werden, die Durchführung des gesamten Programmes kann an einem Sichtgerät überwacht und fortlaufend interpretiert werden.
Das Protokoll eines Programmes wird graphisch dargestellt, so daß jeder Benutzer darin eine Aufzeichnung seines eigenen Problemes ohne Übersetzung in eine Programmiersprache sieht. Voraussetzung für das Programmieren ist weniger die Mathematik als vielmehr die Fähigkeit, in Modellen zu denken sowie etwas Verständnis für technische Vorgänge. Ein gewisses Bastlertalent kann unschätzbare Hilfe bedeuten.

2. Arbeitsprinzip des Analogrechners

Um das Arbeitsprinzip des Analogrechners verstehen zu können muß man sich vergegenwärtigen, daß zahlreiche, sehr verschieden erscheinende Vorgänge in der Natur durch gleiche mathematische Formulierungen beschrieben werden können. Es sei daran erinnert, daß die Gleichung, die

den Konzentrationsverlauf eines intramusculär applizierten Pharmakons im Blut beschreibt, identisch ist mit derjenigen, die Bateman entwickelte, um den Zerfall eines radioaktiven Elementes in eine wiederum zerfallende Tochtersubstanz zu beschreiben. Die Koeffizienten des Transfers einer Substanz in der Pharmakokinetik und die Zerfallskonstante der Kernphysik sind Analoga ebenso wie die Mengen eines Isotops und Pharmakonmengen in einem Kompartiment.
In Tabelle 8 sind Analoga von k_2 aus verschiedenen naturwissenschaft-

Tabelle 8. Analoga für die pharmakokinetische Konstante k_{ij} aus verschiedenen Fachgebieten (in Anlehnung an Dost, F.H., Grundlagen der Pharmokokinetik)

Analoga für k_{20}	Fach bzw. Thematik
Eliminationskonstante	Pharmakokinetik
Clearancekoeffizient	Nierendiagnostik
Zerfallskonstante	Kernphysik
Absorptionskonstante	Optik
Reibungskoeffizient	Mechanik
Reziproke Zeitkonstante	Elektrizitätslehre
Koeffizient der Selbstinduktion	Elektrizitätslehre
Geburtenzahl	Populationsstatistik
Sterblichkeit	Populationsstatistik
Logarithmischer Regressionskoeffizient	Mathematik
Dekrement (Inkrement) geometrischer Reihen	Mathematik

lichen Gebieten zusammengestellt. Aus dieser Tabelle ist zu folgern, daß es für jeden Prozeß aus einem dieser Fächer mathematisch gleichartige Vorgänge aus den übrigen Bereichen gibt. Auf diesem Umstand beruht das Prinzip des Analogrechners.
Wer nämlich die Gesetzmäßigkeiten eines pharmakokinetischen Modelles untersuchen will, kann dies dadurch tun, daß er eine elektrische Schaltung konstruiert, die durch dieselbe mathematische Formulierung beschreibbar ist wie das interessierende Modell. Eine solche elektrische Schaltung ist ein Analogrechnerprogramm.
Die *Rechengröße im Analogrechner ist die elektrische Spannung*, die in Volt gemessen wird. Diese Spannung durchläuft in der Schaltung die analogen, elektrophysikalischen Prozesse, wie sie die Konzentration als Meßgröße in der angenommenen biologischen Realität unseres Problemes durchläuft. Die unabhängige Variable ist stets die Zeit, ihre Maßeinheit ist die Sekunde.
Die Rechenoperationen erfolgen in sogenannten *Rechenelementen*, von denen im wesentlichen drei Typen zur Verfügung stehen:
Rechenverstärker liefern an ihren Ausgängen die Summe der auf den Eingängen liegenden Spannungen und kehren deren Vorzeichen um. Dabei

können die Eingangsgrößen wahlweise um den Faktor zehn verstärkt werden. Die Verstärker sind so beschaffen, daß ein Spannungsabfall am Ausgang durch die Belastung mit weiteren Rechenelementen sicher verhindert wird. Deshalb kommen Änderungen nur durch beabsichtigte Rechenoperationen zustande.

Kondensatoren sind integrierende Elemente; sie können nur in Verbindung mit Rechenverstärkern benutzt werden, an deren Ausgang dann das zeitliche Integral der Summe der Eingänge – wiederum mit umgekehrten Vorzeichen – zur Verfügung steht.

Koeffizientenpotentiometer sind sogenannte passive Rechenelemente. Durch manuelle Einstellung dieser Widerstände auf einen gewünschten Leitwert kann die analoge Rechengröße mit einem Faktor zwischen 0 und 1 multipliziert werden.

Daneben gibt es weitere Rechenelemente, die der Multiplikation zweier veränderlicher Größen dienen und solche, die den Vergleich zweier Variablen ermöglichen. Außerdem können spezielle Funktionen, wie Logarithmen, Sinusfunktion und weitere zur Verfügung stehen.

Die Eingänge und Ausgänge sämtlicher Rechenelemente sind auf einer auswechselbaren Stecktafel, dem *Programmierbrett* zugänglich und können hier durch Steckkabel beliebig zu einem Programm verbunden werden. Der Spannungsverlauf in beliebigen Rechenelementen kann von hier aus einem Oscillographen oder einem Koordinatenschreiber zugeführt werden.

Ein Analogrechner ist demnach ein Baukasten, in welchem die Funktionen Vorzeichenumkehr, Summe, Produkt und das zeitliche Integral als Bausteine enthalten sind. Das Rechenprogramm wird in der Form einer Schaltskizze als Kombination solcher Bausteine dargestellt. Dabei sind die einzelnen Rechenelemente nach allgemeiner Übereinkunft durch bestimmte Symbole gekennzeichnet (Abb. 58).

RECHENELEMENTE:

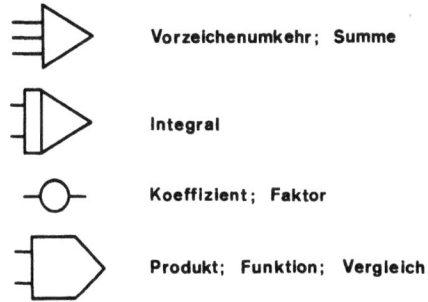

Abb. 58. Symbole zur Darstellung von Rechenoperationen in einem Analogrechnerprogramm

3. Die Programmierung des Analogrechners

Ein Kondensator verhält sich wie ein pharmakokinetisches Kompartiment. Wenn man ihn auf eine bestimmte Spannung bringt und dann über einen Widerstand kurzschließt, so wird die Ladung und damit auch die Spannung in der Zeiteinheit stets um den gleichen Anteil absinken, genau so, wie die Pharmakonmenge in einem Kompartiment.

Das Analogon für ein Kompartiment erster Ordnung besteht deshalb aus einem Integrierer (Kondensator mit Verstärker), bei dem Eingang und Ausgang über ein Potentiometer verbunden sind. Wünscht man den Verlauf nach einer einmaligen Injektion darzustellen, dann ist der Kondensator vor Beginn des Rechenvorganges auf die der Dosis entsprechende Anfangsspannung (IC = initial condition) zu bringen (Abb. 59, oberer

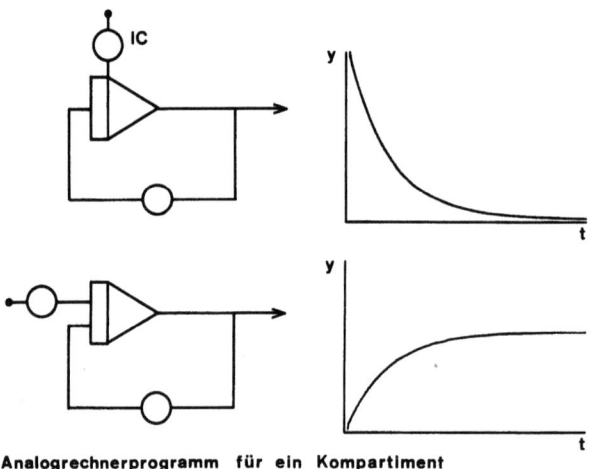

Analogrechnerprogramm für ein Kompartiment

Abb. 59. Darstellungsweise eines aus einem Kompartiment bestehenden pharmakokinetischen Modelles als Analogrechnerprogramm (Symbole s. Abb. 58). Die Rechenergebnisse sind als Konzentrations-Zeitdiagramme neben den Schaltskizzen dargestellt.
Oberer Bildteil: Einmalinjektion. Der Integrierer wird vor Beginn des Rechencyclus auf die der Dosis entsprechende Spannung gebracht (IC = initial condition).
Unterer Bildteil: Dauerinfusion. Die dem Dosisstrom entsprechende Spannung liegt während des Rechenvorganges auf einem Eingang. Der Leitwert des Ausgang und Eingang verbindenden Potentiometers entspricht der Eliminationskonstanten k_{20}

Bildteil); soll eine Dauerinfusion simuliert werden, so wird man die der Infusionsgeschwindigkeit entsprechende Spannung während des Rechenvorganges auf einen der Eingänge geben (Abb. 59, unterer Bildteil). Beide Fälle unterscheiden sich nur in der Wahl einer von zwei Steckbuchsen. Die Eliminationskonstante k_2 findet sich im Leitwert des rückführenden Widerstandes wieder.

In diesen kurzen Ausführungen ist bereits ein Analogrechnerprogramm zur Untersuchung eines Ein-Kompartiment-Systems entstanden, ohne, wie man vielleicht etwas erstaunt feststellen mag, daß mathematische Formeln gebraucht wurden. Es genügte, bekannte Modellvorstellungen zu übertragen.

Um bei der Betrachtung mehrerer Kompartimente die Übersicht zu wahren, ist es jedoch nützlich, von einer einfachen algebraischen Symbolik auszugehen. Hier erweist sich der besondere Vorzug des Analogrechners. Da das Integral unmittelbar als Baustein zur Verfügung steht, genügt es, die Änderungsgeschwindigkeiten, also die Differentialgleichungen der einzelnen Kompartimente getrennt niederzuschreiben, denn jedem Kompartiment ist ein Integrierer zugeordnet.

Dieses Vorgehen ist in Abb. 60 am Beispiel der Bateman-Funktion dar-

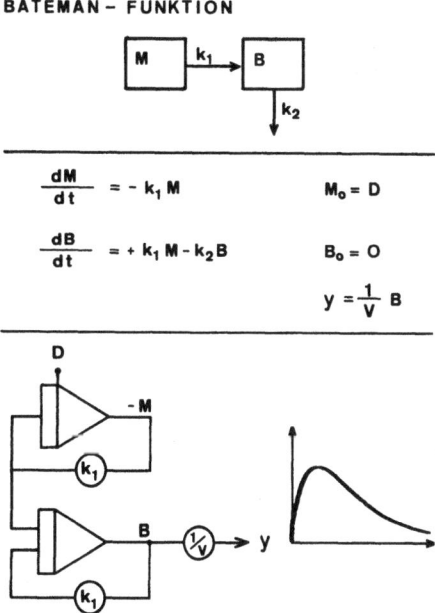

Abb. 60. Die Bateman-Funktion als Beschreibung der Blutspiegelkurve nach einmaliger intramusculärer Injektion eines Pharmakons. Die vier identischen Darstellungsweisen, Blockdiagramm, Differentialgleichungssystem, Programm als Schaltskizze und Aufzeichnung des Verlaufs in einem Kompartiment entsprechen dem schrittweisen Vorgehen am Analogrechner vom Konzept zur Lösung eines Problems. $M=$ Pharmakonmenge im intramuskulären Depot, $D=$ Dosis, $B=$ Pharmakonmenge im Blut, $V=$ Verteilungsvolumen, $y=$ Konzentration im Blut. $k_{12}=$ Invasionskonstante, $k_{20}=$ Eliminationskonstante

gestellt: aus dem Blockdiagramm folgt das Differentialgleichungssystem, dessen Anfangsbedingungen darin bestehen, daß die Dosis D zur Zeit $t = 0$ im Muskeldepot liegt, während die Pharmakonmenge im Blut gleich Null ist. Die Konzentration y im Blut wird durch die Menge B und das Verteilungsvolumen V bestimmt.

Im Programm finden sich entsprechend zwei Integrierer, an deren Eingängen die Bedingungen der einzelnen Gleichungen erfüllt sind. Wegen der Vorzeichenumkehr erscheinen die Mengen M und B mit entgegengesetztem Vorzeichen. Es wäre nun ohne Schwierigkeiten möglich, weitere Kompartimente (Integrierer) hinzuzufügen und mehrere Geschwindigkeitskonstanten – etwa bei reversiblen Prozessen – zu berücksichtigen.

Diese Abbildung enthält die vier Gesichter eines pharmakokinetischen Modelles, wie sie der Benutzer eines Analogrechners zu sehen bekommt: Das Blockdiagramm, das System von Differentialgleichungen, das Programm als Schaltskizze und die graphische Darstellung des Verlaufes in einem Kompartiment. Die explizite Gleichung der e-Funktionen gehört nicht dazu.

Um numerisch rechnen zu können, muß man noch eine weitere Eigenart berücksichtigen. Die Rechengröße darf eine durch den jeweiligen Gerätetyp bestimmte Spannung, die Maschineneinheit von meist ± 10 Volt nicht überschreiten. Außerdem reicht die Rechengenauigkeit bei zu kleinen Werten nicht aus. Man hat deshalb dafür zu sorgen, daß sämtliche Haupt- und Zwischenergebnisse innerhalb erlaubter Grenzen bleiben. Außerdem ist festzulegen, ob das Problem in Echtzeit oder mit verändertem Zeitmaßstab ablaufen soll. Auch hier sind von der Technik her Grenzen gesetzt.

Wenn man sich vorstellt, daß der Analogrechner gleichsam auf einem Bogen Millimeterpapier rechnet, so kann man das Problem der Amplituden- und Zeitnormierung als die Aufgabe auffassen, sämtliche bei der Rechnung auftretenden Werte durch Maßstabänderungen auf diesem Millimeterpapier gut erkennbar einzuzeichnen.

4. Anwendung

Es hat sich erst in jüngerer Vergangenheit eingebürgert, das Verhalten eines Stoffes im Körper durch pharmakokinetische Parameter zu beschreiben. In der Literatur sind diese Angaben deshalb noch vielfach verschlüsselt enthalten.

So wird zum Beispiel angegeben, wann die Blutspiegelkurve von Chloramphenicol nach intramusculärer Gabe das Maximum erreicht und in welcher Zeit die Konzentration auf die Hälfte des Maximalwertes absinkt. Es wurde bereits dargelegt, daß diese Zeit nicht der Eliminationshalbwertzeit entspricht. Außerdem wird angegeben, wie lange die Konzentration das zu fordernde Minimum von 10 µg/ml nach einmaliger Injektion von 50 mg/kg übersteigt. In Tabelle 9 sind diese aus dem Schrift-

Tabelle 9. Chloramphenicol: Beschreibung der Blutspiegelkurve nach intramuskulärer Gabe von 50 mg/kg. (Angaben aus Walter-Heilmeyer: Antibiotikafibel.)

Zeit ... (Stunden)	Kinder und Erwachsene	Neugeborene
... bis zum Maximum	1–2	4–5
... vom Maximum bis zu dessen Hälfte	4–5	ca. 26
... bis Abklingen auf 10 Mikrogramm/ml	10	55

tum entnommenen Daten für Kinder und Erwachsene denjenigen von Neugeborenen gegenübergestellt. Die Unterschiede sind deutlich; es fällt jedoch schwer abzuschätzen, welche Konsequenzen sich daraus für die Praxis ergeben.
Mit dem Analogrechner ist es dagegen recht einfach möglich, die Invasionskonstante, die Eliminationskonstante und das relative, gewichtsbezogene Verteilungsvolumen aus diesen Angaben herauszulösen und die Bedeutung dieser pharmakokinetischen Parameter aufzuzeigen.
Im unteren Teil der Abb. 61 ist eine Kurve dargestellt, welche die Bedingungen der Tabelle 9 für Kinder und Erwachsene erfüllt. Sie kam dadurch zustande, daß die den Koeffizienten k_1, k_2 und $1/V$ entsprechenden Potentiometer der in Abb. 61 dargestellten Schaltung so lange verändert wurden, bis die auf einem Koordinatenschreiber entstehende Kurve den gestellten Anforderungen entsprach.
Ein Digitalrechner kann so programmiert werden, daß er die gestellte Aufgabe selbständig und mit großer Genauigkeit löst. Am Analogrechner entscheidet das Geschick und das Urteil des Untersuchers über Genauigkeit und Zeitaufwand. Dieser Nachteil kann jedoch durch den Aufbau sogenannter „Trickschaltungen" wesentlich eingeschränkt werden.
Ein Beispiel soll dies erläutern, da es zwei wesentliche Punkte veranschaulicht. Es zeigt, daß es möglich ist, aus experimentell gewonnenen Daten die Parameter eines Modelles zu ermitteln. Es zeigt aber auch, wie nützlich es ist, den Analogrechner als physikalisches Gerät, gelegentlich auch als physikalisches Spielzeug zu betrachten und die Mathematik dabei in den Hintergrund zu drängen.

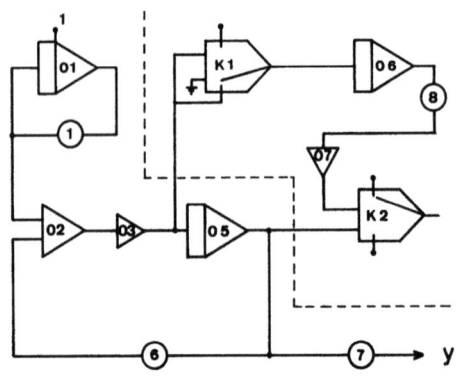

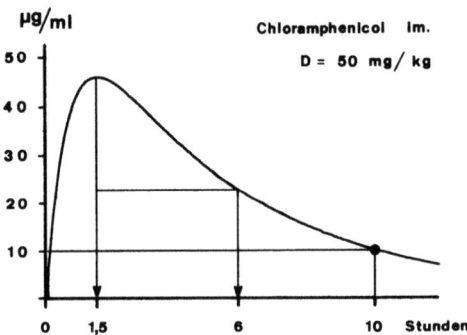

Abb. 61. *Oberer Bildteil:* Trickschaltung zur raschen Anpassung der Bateman-Funktion an die Bedingungen der Tabelle 9. Das in Abb. 59 dargestellte Programm wurde durch die beiden sich in der Vorzeichenumkehr aufhebenden Summierer 02 und 03 erweitert (links der unterbrochenen Trennlinie). K1 und K2 sind Komparatoren, deren Relais schalten, wenn die Summe der Eingänge Null beträgt.
Unterer Bildteil: Durch manuelle Variation der Potentiometer 1, 6 und 7 angepaßte Blutspiegelkurve von Chloramphenicol-Succinat nach intramusculärer Gabe von 50 mg/kg Körpergewicht beim Kind und Erwachsenen. Ordinate: Konzentration in Mikrogramm/ml. Abscisse: Zeit in Stunden

Im oberen Teil der Abb. 61 ist eine für das Chloramphenicol-Problem geeignete Schaltung angedeutet. Die Ziffern dienen der Identifikation auf dem Programmierfeld. Wir finden das uns schon vertraute Programm der Bateman-Funktion mit den Integrierern 01 und 05 etwas verändert wieder. Durch Zwischenschaltung der Summierer 02 und 03 wird die Änderungsgeschwindigkeit im Blut dB/dt unmittelbar verfügbar. Wegen der Vorzeichenumkehr sind zwei Summierer erforderlich. Die Potentiometer 1, 6 und 7 entsprechen den Koeffizienten k_1, k_2 und $1/V$.

Die Trickschaltung besteht nun darin, daß die Anstiegssteilheit dB/dt einem zweiten Integrierer (06) zugeführt wird, an dessen Ausgang dann ebenfalls B abgegriffen werden kann. Die Zuführung geschieht jedoch über einen Komparator (K1) der durch eben diese Änderungsgeschwindigkeit gesteuert wird. Das heißt, daß die Verbindung unterbrochen wird, sobald die Kurve horizontal verläuft, also genau dann, wenn das Maximum erreicht ist. Von nun an bleibt der Ausgang von 06 konstant auf dem Maximalwert. Dieser Wert wird mit dem Potentiometer 8 halbiert und im zweiten Komparator mit B verglichen. K2 liefert dann ein Signal, wenn die Menge im Kompartiment B auf die Hälfte des Maximums gesunken ist. Da der erste Komparator (K1) ein zusätzliches Signal liefern kann, lassen sich die beiden Umschaltzeiten exakt sichtbar machen und durch Variation von k_1 und k_2 auf die Erfordernisse abstimmen.

In einem letzten Schritt ist dann der Faktor $1/V$ (Potentiometer 7) so zu verändern, daß die Kurve nach der angegebenen Zeit 10 µg/ml durchläuft.

Auf diese Weise ist die Tabelle 10 aus den Werten der Tabelle 9 abgeleitet worden.

Tabelle 10. Chloramphenicol: Pharmakokinetische Parameter bei intramusculärer Gabe

Parameter	Kinder und Erwachsene	Neugeborene
Invasionshalbwertzeit	0,47 Stunden	0,90 Stunden
Eliminationshalbwertzeit	3,5 Stunden	24 Stunden
Verteilungskoeffizient	0,76 ltr/kg	1,05 ltr/kg

Die Eliminationshalbwertzeit von Chloramphenicol ist danach bei Neugeborenen 6,8mal länger als bei Kindern, die Invasionshalbwertzeit beträgt jedoch nur etwa das Doppelte.

Bei Darstellung der Verhältnisse bei wiederholter Gabe gleicher Dosen tritt der Einfluß dieser Unterschiede besonders deutlich hervor.

In Abb. 62 sind die zu erwartenden Blutspiegel bei sechsstündlicher Gabe von 12,5 mg Chloramphenicol je Kilogramm Körpergewicht dargestellt. Die Kurven wurden durch ein Analogrechnerprogramm berechnet, in dem neben dem mathematischen Modell der Bateman-Funktion eine aus physikalischen Überlegungen heraus entwickelte Schaltung zur Erzeugung einer Dosistreppe enthalten ist.

Die Kurve A entspricht den Verhältnissen bei Kindern und Erwachsenen. Die angestrebte therapeutische Konzentration von 10 µg/ml wird bereits durch die erste Gabe von 12,5 mg/kg erzielt. Die Maxima und Minima

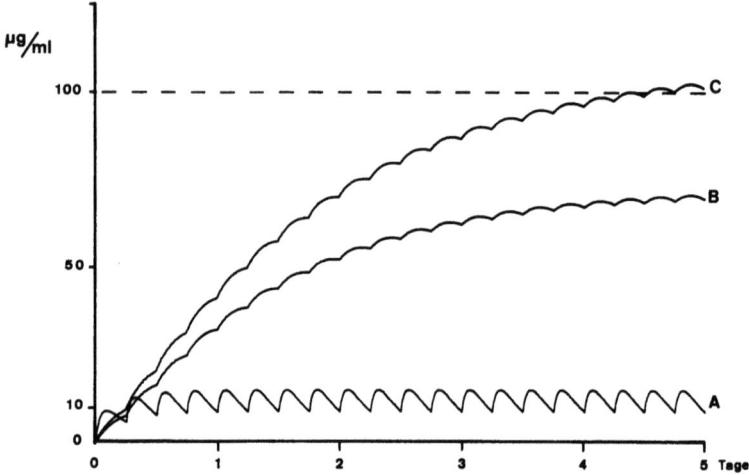

Abb. 62. Konzentrationskurve von Chloramphenicol-Succinat bei intramusculärer Gabe von 4 × 12,5 mg/kg Körpergewicht täglich bei Kindern und Erwachsenen (Kurve A), bei Neugeborenen (Kurve B) entsprechend den Angaben aus Tabelle 10. Kurve C entspricht dem Konzentrationsverlauf bei einem hypothetischen Frühgeborenen; k_{20} und das relative Verteilungsvolumen wurden jeweils um 20% gegenüber den Normwerten Reifgeborener vermindert. Der toxische Grenzbereich wird bei 100 µg/ml angenommen. Ordinate: Konzentration in µg/ml. Abscisse: Zeit in Tagen

erreichen bereits nach der dritten Gabe Werte, die im weiteren Verlauf unverändert bleiben. Für die Kurve B wurden die Werte für Neugeborene eingestellt. Der deutlich länger anhaltende Anstieg auf erheblich höhere Grenzwerte ist im wesentlichen auf die Verlängerung der Eliminationshalbwertzeit zurückzuführen, die ihrerseits durch die Unreife des eliminierenden Organs, der Leber, erklärt wird. Die Vergrößerung des relativen Verteilungsvolumens mindert diesen Effekt nicht wesentlich.

Die Kurve C ist das Resultat eines reinen Gedankenexperimentes. Ein hypothetisches Frühgeborenes mit einem durch Flüssigkeitsverlust um 20% verminderten Verteilungsvolumen und einer gegenüber einem reifen Neugeborenen durch Unreife um 20% geminderten Leberfunktion erhielt die gleiche, gewichtsbezogene Dosis über 5 Tage. Die resultierende Blutspiegelkurve steigt über die gesamte Behandlungsdauer hin an und erreicht am 4. Tage die toxische Grenze von 100 µg/ml.

Die biologische Gültigkeit des pharmakokinetischen Modells läßt sich für die Kurven A und B durch wenige Blutspiegeluntersuchungen an Neugeborenen und Erwachsenen leicht nachprüfen. Die der Kurve C zugrunde liegenden Annahmen haben in der Vergangenheit in der relativ häufigen Beobachtung von Vergiftungserscheinungen mit kardiovasculärem Kollaps, dem sogenannten Grey-Sydrom bei Frühgeborenen unter Infektionsprophylaxe mit Chloramphenicol eine tragische Bestätigung gefunden.

Das Beispiel zeigt eindrücklich, wie notwendig es ist, die pharmakokinetischen Kenngrößen eines Stoffes bei der Aufstellung des Therapieplanes zu berücksichtigen und weist darauf hin, daß die individuelle Situation des Patienten dabei nicht außer acht gelassen werden darf.

Es muß betont werden, daß mathematische Prozeduren alleine niemals genügen können, die Wirklichkeitstreue eines Modelles zu beweisen. Die Gegenüberstellung von mathematisch ermittelten Voraussagen mit den Ergebnissen der experimentellen Beobachtung liefert die einzigen Kriterien, die es erlauben, ein Modell zu akzeptieren oder als unbefriedigend abzulehnen.

Wird ein Modell verworfen, so ist es besonders für den Benutzer eines Analogrechners ein leichtes, weitere Modelle zu prüfen. Eine möglich erscheinende Erklärung der Unstimmigkeit ist mit wenigen Handgriffen verwirklicht. Die Auswirkung einer solchen Änderung wird auf dem Koordinatenschreiber unmittelbar erkennbar.

Der besondere Vorzug des Analogrechners liegt deshalb auf dem Gebiet der Modellsuche. Die Beschäftigung mit diesem Gerät lehrt den Untersucher, sich auf quantitativ relevante Zusammenhänge zu beschränken und die Grenzen des experimentellen Ansatzes zu beurteilen. Die Möglichkeit, Experimente zu simulieren und ins Unbekannte hinaus zu extrapolieren läßt Bedingungen erkennen, unter denen die Biologie eine zu prüfende These beweisen oder widerlegen kann.

Ist ein pharmakokinetisches Modell einmal für eine Fragestellung als zutreffend anerkannt, so sollte man die mathematische Beschreibung so formulieren, daß sie in ein Digitalrechnerprogramm umgesetzt werden kann.

Die routinemäßige Auswertung von Versuchsergebnissen mit einem feststehenden mathematischen Modell ist unbestreitbar die Domäne des Digitalcomputers, denn er ist schneller und genauer und nur er kann die statistische Zuverlässigkeit der einzelnen Parameter ermitteln.

X. Praktische Anwendung pharmakokinetischer Verfahren*

1. Einleitung

In diesem Kapitel sollen kurz diejenigen Methoden besprochen werden, die im Tier- und Humanversuch vor allem dann angewendet werden, wenn es sich um die Entwicklung neuer Präparate handelt. In diesem Zusammenhang sind in erster Linie die Gegebenheiten der antibakteriellen Chemotherapie berücksichtigt, doch ist der Anwendungsbereich der Verfahren nicht hierauf beschränkt. Es wurden hierbei diejenigen Methoden dargestellt, die sich in eigenen Versuchen bewährt haben.

2. Meßverfahren

Kurz sei auf die verschiedenen methodischen Prinzipien der Ermittlung von Konzentrationsabläufen und auf die Möglichkeiten der Auswertung ganz allgemein eingegangen.

Nach *Dost* (1968) bezieht die Pharmakokinetik ihre „Daten und Erfahrungen aus der Beobachtung von Konzentrationsabläufen der Pharmaka und ggfs. auch von deren Metaboliten innerhalb der Kompartimente des gesamten Organismus, unter denen die Kreislaufflüssigkeit, nächst dem Urin, besondere Bedeutung haben".

Welche grundsätzlich verschiedenen Meßverfahren stehen uns nun zu diesem Zweck zur Verfügung?

a) Mikrobiologische Methode

Das Vorhandensein eines einfachen in vitro-Tests, in dem die direkte Hemmwirkung des zu untersuchenden Stoffes nachgewiesen werden kann, ist Voraussetzung für die Anwendbarkeit einer mikrobiologischen Nachweismethode. Der *Vorteil* dieses Verfahrens (meist Diffusionstest) besteht im Nachweis der hemmwirksamen Substanz und/oder ihrer hemm-

---

* Von W.-H. Wagner.

aktiven Metaboliten; hemmunwirksame Abbauprodukte werden nicht erfaßt. Bei geeigneter Methodik ist das Verfahren relativ genau und kann auf den relevanten Krankheitserreger abgestimmt werden.
Der *Nachteil* des mikrobiologischen Meßverfahrens besteht darin, daß eine Unterscheidung zwischen dem verabreichten Chemotherapeuticum und seinen Metaboliten, soweit sie Hemmwirksamkeit besitzen, nicht möglich ist.
Die *Empfindlichkeit* der Methode ist abhängig von dem in vitro-Hemmwert (MHK) der zum Nachweis benützten Keime. Diese ist häufig nicht sehr hoch, was dazu führt, daß bei der Ermittlung von Spiegelkurven (Blut-, Serumspiegel u. ä.) meist nur 2 Phasen erfaßt werden: die 1. Phase bis zum Einstellen des Diffusionsgleichgewichts sowie eine 2. Phase, welche bei Auftragen im halblogarithmischen Netz einen linearen Verlauf nimmt, d. h. eine einfache abfallende Exponentiale darstellt. Bei der Anwendung von Methoden mit höherer Empfindlichkeit gelingt es aber häufig, noch mindestens eine 3. Phase zu erfassen, für die die Eliminationshalbwertzeit einen wesentlich größeren Wert annimmt als bei der Phase 2. Auch hier können wir meist einen linearen Verlauf feststellen; da sich aber die bei der Phase 3 gemessenen Konzentrationen in einem sehr niedrigen Konzentrationsbereich befinden, erfassen wir diese 3. Phase mit der mikrobiologischen Methode meist nicht.

b) Chemisch-analytische Methode

Der *Vorteil* dieser Methodik besteht in der meist höheren Empfindlichkeit im Vergleich zur mikrobiologischen Meßmethodik.
Als *Nachteil* der chemisch-analytischen Methodik muß angeführt werden, daß für chemisch neuartige Substanzen Verfahren zu ihrem Nachweis erst erarbeitet werden müssen, was u. U. recht schwierig sein kann. Die chemisch-analytische Methode kann u. U. noch Molekülbruchteile erfassen, die sich hinsichtlich ihrer Reaktivität wie das Gesamtmolekül verhalten, aber chemotherapeutisch inaktiv sind, was zu Fehldeutungen führen kann.

c) Nachweis mittels radioaktiv markierter Substanz

Der klare *Vorteil* liegt darin, daß die Nachweisempfindlichkeit gegenüber den beiden anderen genannten Methoden meist ganz erheblich gesteigert ist. Es lassen sich mit dieser Methode nicht nur laufend Konzentrationsmessungen in den Körperflüssigkeiten, vor allen Dingen im Blut, Plasma oder Serum durchführen, sondern es ist auf diese Weise auch leicht möglich, die Ausscheidung mit Urin, Kot, Milch und Atemluft zu verfolgen und am Ende des Versuches einen Nachweis im Gewebe

vorzunehmen. Auf diese Weise gelingt es, befriedigende Bilanzen zu erhalten.
Ein weiterer *Vorteil* liegt darin, daß zuverlässig alle Biotransformationsprodukte einer Substanz verfolgt werden können, bevor etwas über ihre chemische Struktur bekannt ist. Dies erleichtert entscheidend das Auffinden und Identifizieren von Metaboliten. Aus diesem Grund reicht es nicht aus, einfach „Gesamtradioaktivität" zu messen, man muß vielmehr parallel dazu Originalsubstanz und Metaboliten voneinander trennen. Dies geschieht überwiegend mit Hilfe chromatographischer Methoden.
Ein spezielles Nachweisverfahren mit hoher Empfindlichkeit stellt der *Radio-Immuno-Assay* (*RIA*) dar. Bei dieser Methode wird die Antigen-Antikörper-Reaktion zwischen dem nachzuweisenden Wirkstoff und einem speziell dafür erzeugten Antikörper ausgenutzt. Dabei konkurrieren variable Mengen einer Substanz und eine konstante Menge derselben radioaktiv markierten Verbindung um eine begrenzte und ebenfalls konstante Zahl von Bindungsplätzen des Antikörpers. Nach Einstellen eines konzentrationsabhängigen Pseudogleichgewichts wird der Antigen-Antikörper-Komplex von der nichtgebundenen Substanz abgetrennt und die Radioaktivität in einer der beiden Phasen gemessen. Der prozentuale Anteil der Bindung zwischen radioaktiven Molekülen und Antikörpern ist dann ein Maß für die Konzentration der zu bestimmenden Substanz. Inzwischen ist es gelungen, Antikörper zu gewinnen, die nur geringe Kreuzreaktion mit Metaboliten oder anderen verwandten Stoffen aufweisen und einen selektiven Nachweis zulassen. Sehr vorteilhaft ist, daß der Nachweis in Serie ohne spezielle Vorbehandlung direkt in der biologischen Flüssigkeit erfolgen kann und dafür nur geringe Volumina erforderlich sind.
Als *Nachteil* radiochemischer Methoden ist die Notwendigkeit zur Synthese der radioaktiv markierten Verbindung anzusehen. Besonders in Fällen, in denen eine Markierung in verschiedenen Positionen des Moleküls erforderlich ist, kann dies sehr aufwendig und teuer sein. Außerdem ist wegen der notwendigen Sicherheitsvorkehrungen der experimentelle Aufwand beträchtlich. Der Umgang mit radioaktiven Stoffen wird durch Gesetz geregelt.

3. Bewertung der Ergebnisse von Tierversuchen

Für die Extrapolation der Ergebnisse pharmakokinetischer Tierversuche auf den Menschen gilt, was für Tierversuchsergebnisse ganz allgemein gültig ist: Der Tierversuch gestattet keinen direkten Schluß auf die Verhältnisse beim Menschen. Die analoge Überlegung muß auch dann angestellt werden, wenn die Ergebnisse nur einer Tierart vorliegen; eine andere Species kann ganz anders als die erste reagieren. So können bestimmte antibakteriell wirksame Sulfonamide, je nach Tierart, einmal Kurzzeit- und einmal Langzeitcharakter haben.

4. Gewinnung pharmakokinetischer Größen und Konstanten

a) Bestimmung aus der graphischen Darstellung

Zur gröberen Orientierung kann man unter geeigneten Voraussetzungen die wichtigsten pharmakokinetischen Werte aus der graphischen Darstellung gewinnen. Hierbei können bei Eintragung der Meßpunkte in ein halblogarithmisches Koordinatennetz folgende Werte ermittelt werden:

$$k_2 = \frac{\ln y_1 - \ln y_2}{t_2 - t_1} \tag{7}$$

und

$$t_{50\%} = \frac{\ln 2}{k_2} \quad (\ln 2 = 0{,}693) \tag{6a}$$

wobei y_1 und y_2 die Konzentrationen zu den Zeitpunkten t_1 und t_2 auf dem linear abfallenden Kurvenast sind.

Diese Formel gilt, wie oben angeführt, nur für reine Eliminationsvorgänge, wie man sie nach i.v. Applikation erhält. In diesem Fall gibt das Experiment auch meist Meßpunkte, durch die man ohne Schwierigkeiten eine Kurve legen kann. Nach nicht-intravenöser, speziell nach oraler Verabreichung fallen diese Kurven meist nicht so exakt aus, da die Meßpunkte stärker streuen als nach intravenöser Verabreichung. Es sei aber auch an dieser Stelle darauf hingewiesen, daß die Eliminationshalbwertzeit ($t_{50\%}$) auch nach nicht-intravasaler Applikation bestimmt werden kann, wenn die resultierende Blutspiegelkurve im Sinne einer Bateman-Funktion verläuft ($k_1 \gg k_2$). Unter diesen Umständen können oft die Werte auf dem abfallenden Schenkel ($t > t_{max}$) ohne wesentlichen Fehler wie eine einfache Exponentialfunktion behandelt werden.

b) Verwendung programmierter Verfahren

Die Zielsetzung beim Einsatz programmierter Verfahren zur Ermittlung pharmakokinetischer Größen und Konstanten ist die Bearbeitung der anfallenden Meßdaten durch Großrechner mit feststehenden Programmen. Im Gegensatz zur Anwendung des Analogrechners (s. S. 118) dienen diese Verfahren nicht der Modellsuche; das durchgehende Programmkonzept ist hierbei die Anpassung mehrerer e-Funktionen an die im Experiment erhaltenen Werte.

Als Standardverfahren seien hier das von uns benützte, auf Angaben von *Schlender* und *Krüger-Thiemer* basierende, aber erweiterte und modifizierte Programm genannt, das der Ermittlung der $t_{50\%}$, k_1, k_2, r^2 und anderer Werte nach *i. v.* Gabe dient, und vor allem das von Metzler entwickelte Programm Nonlin, das Blutspiegelverläufe bei gleichzeitiger Invasion und Elimination (Bateman-Funktion) auswertet.

5. Mathematische Grundlagen der programmierten Verfahren

Im folgenden seien die wesentlichen mathematischen Grundlagen der von uns benutzten Verfahren zusammenfassend dargestellt (s. hierzu auch Dost, 1968).

a) Verteilung einer Substanz in mehreren Kompartimenten

Für die Verteilung eines Pharmakons im Organismus kann ein sogenanntes Ein-Kompartiment-System oder ein Mehr-Kompartiment-System angenommen werden. Von einem Kompartiment sei angenommen, daß es sich bezüglich der Verteilung des Pharmakons homogen verhält. Zwischen verschiedenen Kompartimenten kann es zum Austausch des Pharmakons kommen; dieser Austausch wird mathematisch beschrieben durch eine Differentialgleichung oder durch ein System von Differentialgleichungen. Betrachten wir ein einfaches pharmakokinetisches Modell mit den Kompartimenten Cp_1, Cp_2, Cp_3 und Cp_4. Zwischen diesen kann ein Transport zustande kommen, der im Modell durch die Pfeile zwischen den Rechtecken, die die Kompartimente darstellen sollen, veranschaulicht wird.

Die Größen k_{ij} sind sogenannte Geschwindigkeitskonstanten.

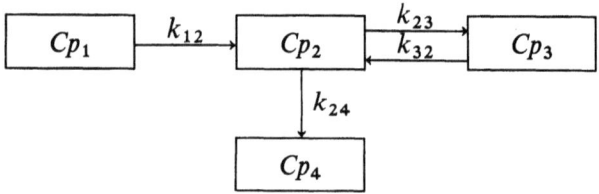

Die zu einem beliebigen Zeitpunkt in einem Kompartiment vorhandene Konzentration des Pharmakons soll mit y bezeichnet werden, also y_1, y_2,

y_3, y_4. Dann gehört zu dem obigen Modell, das selbstverständlich nur eines von sehr vielen möglichen ist, das folgende lineare Differentialgleichungssystem:

$$\frac{dy_1}{dt} = -k_{12}y_1$$

$$\frac{dy_2}{dt} = +k_{12}y_1 - k_{23}y_2 + k_{32}y_3 - k_{24}y_2$$

$$\frac{dy_3}{dt} = \qquad\qquad +k_{23}y_2 - k_{32}y_3$$

$$\frac{dy_4}{dt} = \qquad\qquad\qquad\qquad\quad +k_{24}y_2$$

Nimmt man an, die Geschwindigkeitskonstanten des Systems seien bekannt, so kann man das Gleichungssystem lösen (evtl. mit Hilfe eines Analogrechners und eines $x-y$-Zeichners auch zeichnen).
Je nach der Größe der k-Werte ergeben sich Lösungskurven für den zeitlichen Verlauf der Konzentration in den Kompartimenten. Ein möglicher Verlauf der einzelnen Konzentrationen wird in Abb. 63 dargestellt.

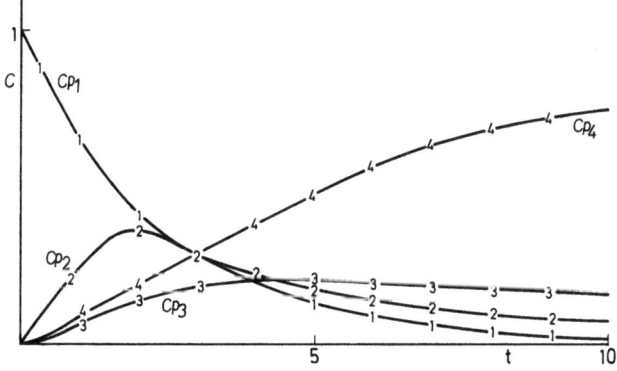

Abb. 63. Verlauf möglicher Lösungskurven

b) Blutspiegelverläufe bei reiner Invasion

Bei der Analyse von *Blutspiegelverläufen* unterscheidet man zwei verschiedene Vorgänge, die Invasion und die Elimination. Die Invasion des Pharmakons in das Blut folgt der Differentialgleichung:

$$\frac{dy}{dt} = k_1(y_0 - y) \tag{86}$$

$\frac{dy}{dt}$ ist die Zunahmegeschwindigkeit des Blutspiegels; k_1 die Invasionskonstante. Die Integration dieser Differentialgleichung erfolgt nach der Methode der Trennung der Variablen und ergibt:

$$y = y_0(1 - e^{-k_1 t}) \qquad (38)$$

Diese Gleichung gibt uns den zeitlichen *Verlauf der Konzentration bei alleiniger Invasion* an. Man sieht, daß der Blutspiegel asymptotisch gegen den Wert y_0 strebt. Die graphische Darstellung von Invasionsverläufen für verschiedene k_1 gibt Abb. 64 (linke Seite) wieder. Da es gelegentlich

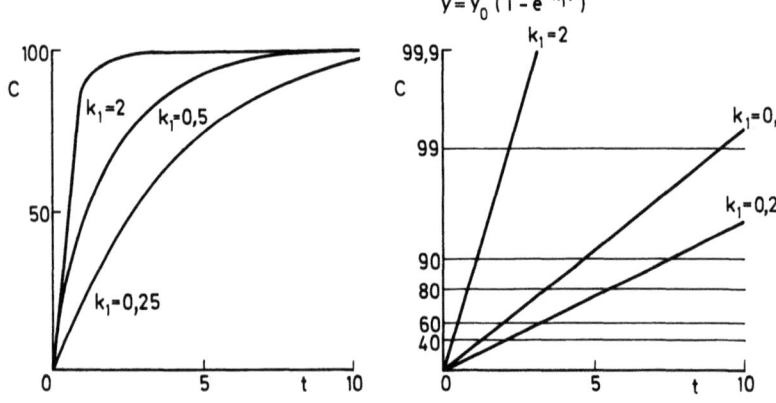

Abb. 64.   Darstellung der Invasion

erwünscht ist, diese Kurven als Geraden darzustellen, geben wir hier die Vorschrift an, nach der die Ordinate geteilt werden muß, damit die Verläufe der Kurven im Definitionsbereich Geraden ergeben.

$$y = y_0(1 - e^{-k_1 t})$$

$$y - y_0 = -y_0 \cdot e^{-k_1 t}$$

$$\frac{y - y_0}{y_0} = -e^{-k_1 t}$$

$$\ln \frac{y_0 - y}{y_0} = -k_1 t$$

$$\ln \frac{y_0}{y_0 - y} = k_1 t \qquad (87)$$

Wenn man also die Ordinate in der oben angegebenen Art teilt, erhält man Geraden mit der Steigung k_1 (Abb. 64, rechte Seite).

c) Blutspiegelverläufe bei reiner Elimination

Bei Blutspiegelverläufen, die sich *nach intravenöser Gabe* eines Pharmakons ergeben, haben wir folgende Differentialgleichung vorliegen:

$$\frac{dy}{dt} = -k_2 y \tag{4}$$

Dies ist ein reiner Eliminationsvorgang; k_2 ist die Eliminationskonstante. Auch diese Differentialgleichung löst man mit der Methode der Trennung der Variablen und erhält:

$$y = y_0 \cdot e^{-k_2 t} \tag{5}$$

Im Falle der reinen Elimination kann man die sogenannte *Eliminationshalbwertzeit* ($t_{50\%}$) berechnen. Das ist diejenige Zeit, die vergeht, bis ein Blutspiegelwert auf die Hälfte gesunken ist.
Man erhält:

$$\frac{\ln 2}{k_2} = t_{50\%} \tag{6a}$$

In der Praxis steht man häufig vor dem Problem, die Parameter y_0 und k_2 aus Blutspiegelmeßwerten, die zu verschiedenen Zeitpunkten gemessen wurden, zu bestimmen.
Wir haben also folgende Situation:
Gegeben seien n Meßwertpaare $(t_1, y_1); (t_2, y_2); \ldots (t_n, y_n)$.
Diese Punkte liegen natürlich nicht sämtlich auf einer Exponentialkurve, da die Werte $y_1, y_2, \ldots, y_n$ infolge von Versuchsfehlern mit Ungenauigkeiten behaftet sind. Trägt man statt y_i $\ln y_i$ auf, so erhält man Punkte, die um eine Gerade streuen, deren Gleichung lautet:

$$\ln y = \ln y_0 - k_2 t_x \tag{88}$$

Diese Gerade bestimmen wir nach der Methode der *Minimierung der Summe der Abweichungsquadrate*, das heißt, es wird diejenige aller Geraden bestimmt, für die die Summe der Quadrate der Differenzen zwischen dem beobachteten Wert und dem berechneten Wert ein Minimum ist.

d) Blutspiegelverläufe bei gleichzeitiger Invasion und Elimination (Bateman-Funktion)

Bei gleichzeitiger Invasion und Elimination, wie sie nach *nicht-intravenöser* Applikation gegeben ist, kann folgendes Modell angenommen werden:

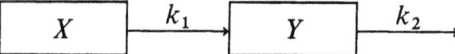

X ist das Kompartiment, aus dem die Invasion in das Blut erfolgt; Y soll das Kompartiment „Blut" darstellen.
Man kann das folgende Differentialgleichungssystem aufstellen.

$$\frac{dX}{dt} = -k_1 X \tag{35}$$

$$\frac{dY}{dt} = +k_1 X - k_2 \cdot Y \tag{39}$$

Aus der ersten Gleichung folgt

$$X = X_0 \cdot e^{-k_1 t},$$

d.h. ein exponentieller Abfall im Kompartiment X.
Die zweite Gleichung hat unter Verwendung dieses Ergebnisses die Form:

$$\frac{dY}{dt} = k_1 \cdot X_0 \cdot e^{-k_1 t} - k_2 \cdot Y$$

Diese Differentialgleichung lösen wir mit der Methode des integrierenden Faktors:

$$\frac{dY}{dt} + k_2 Y = k_1 X_0 e^{-k_1 t} \cdot \mid e^{k_2 t}$$

$$\frac{dY}{dt} \cdot e^{k_2 t} + k_2 \cdot Y e^{k_2 t} = k_1 X_0 e^{(k_2 - k_1)t}$$

$$\frac{d(Y \cdot e^{k_2 t})}{dt} = k_1 X_0 \cdot e^{(k_2 - k_1)t}$$

$$Y \cdot e^{k_2 t} = k_1 X_0 \cdot \int_0^t e^{(k_2 - k_1)t} \, dt$$

$$Y \cdot e^{k_2 t} = \frac{k_1 X_0}{k_2 - k_1} (e^{(k_2 - k_1)t} - 1)$$

$$Y = \frac{k_1 X_0}{k_2 - k_1} (e^{-k_1 t} - e^{-k_2 t})$$

wobei wir auch, unter Benützung der ursprünglichen Bezeichnungen, schreiben können:

$$y = \frac{k_1 \cdot y_0}{k_1 - k_2} (e^{-k_2 t} - e^{-k_1 t}) \tag{40}$$

Diese Funktion hat in der Pharmakokinetik den Namen *Bateman-Funktion* erhalten.

In der Praxis steht man ähnlich wie in dem oben erwähnten Fall der reinen Elimination vor der Aufgabe, durch Meßpunkte eine theoretische Kurve zu legen, für die die Summe der Abweichungsquadrate ein Minimum ist (Abb. 65).

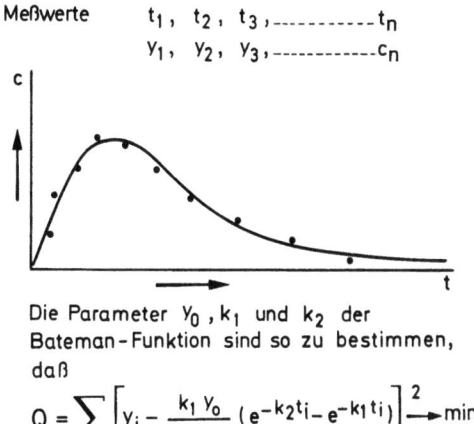

Abb. 65. Ausgleichsproblem

Gegeben sind die Meßwertpaare $(t_1, y_1); (t_2, y_2); \ldots; (t_n, y_n)$.
Gesucht sind die Parameter y_0, k_1, k_2 der Bateman-Funktion derart, daß

$$Q = Q(y_0, k_1, k_2) = \sum \left[y_i - \frac{y_0 k_1}{k_1 - k_2} (e^{-k_2 t_i} - e^{k_1 t_i}) \right]^2 \to \text{Min.} \quad (89)$$

Diese Aufgabe ist nun nicht mehr so leicht zu lösen wie im Falle der linearen Funktion, da die gesuchten Parameter nicht in ganzen rationalen Funktionen, sondern als Exponenten von Exponentialfunktionen, die superponiert sind, vorkommen.
Zur Berechnung der Größen y_0, k_1 und k_2 aus den Meßwertpaaren eines Versuches kann man das sogenannte *Gauß-Newton-Iterationsverfahren* verwenden.
Wir wollen das Problem formulieren:
Durch die Meßwertpaare (t_i, y) soll eine Funktion:

$$y = F(y_0, k_1, k_2, t) = \frac{k_1 \cdot y_0}{k_1 - k_2} (e^{-k_2 t} - e^{-k_1 t}) \quad (90)$$

gelegt werden.
Wir wollen folgende Abkürzung einführen:
$F(y_0, k_1, k_2, t_i) = F_i(y_0, k_1, k_2)$, d.h. zur Kennzeichnung, daß es sich um

den Funktionswert zum Zeitpunkt t_i handelt, führen wir einen Index i beim Funktionssymbol F ein. Im Idealfall wäre nun

$$F_1(y_0, k_1, k_2) = y_1$$
$$F_2(y_0, k_1, k_2) = y_2$$
$$\vdots \qquad (91)$$
$$F_n(y_0, k_1, k_2) = y_n, \text{ d.h., die Funktion}$$

$F(y_0, k_1, k_2, t)$ geht durch alle Meßpunkte. Da es sich aber um mit Versuchsfehlern behaftete Blutspiegelwerte y_i handelt, wird man Differenzen v_i zwischen theoretischer Kurve und den Meßwerten erhalten:

$$F_1(y_0, k_1, k_2) - y_1 = v_1$$
$$F_2(y_0, k_1, k_2) - y_2 = v_2$$
$$\vdots$$
$$F_n(y_0, k_1, k_2) - y_n = v_n. \qquad (92)$$

Unsere Forderung lautet:

$$\sum_{i=1}^{n} v_i^2 \longrightarrow \text{Min.} \qquad (93)$$

Die Parameter y_0, k_1, k_2 bestimmt man nun, indem man sogenannte nullte Näherungen für sie annimmt, die man sich eventuell aus einer graphischen Darstellung verschafft.
Diese nullte Näherung wollen wir bezeichnen mit

$$y_0^{(0)}, k_1^{(0)}, k_2^{(0)}.$$

Ausgehend von diesen Näherungen werden Korrekturen Δy_0, Δk_1, Δk_2 berechnet, die an den nullten Näherungen anzubringen sind und zu besseren Näherungen führen.

$$y_0^{(1)} = y_0^{(0)} + \Delta y_0$$
$$k_1^{(1)} = k_1^{(0)} + \Delta k_1 \qquad (94)$$
$$k_2^{(1)} = k_2^{(0)} + \Delta k_2$$

Anstelle der alten Werte werden nun die neuen Näherungen verwendet. Wie berechnet man aber nun die Korrekturen Δy_0, Δk_1, Δk_2?
Man führt für die Funktion eine Taylor-Entwicklung durch, die nach dem linearen Glied abgebrochen wird.

$$F_i(y_0, k_1, k_2) = F_i(y_0{}^{(0)}, k_1{}^{(0)}, k_2{}^{(0)}) + \left(\frac{\partial F_i}{\partial y_0}\right)_0 \cdot \Delta y_0 + \left(\frac{\partial F_i}{\partial k_1}\right)_0 \cdot \Delta k_1$$
$$+ \left(\frac{\partial F_i}{\partial k_2}\right)_0 \cdot \Delta k_2$$

Die Zahl 0 an den partiellen Ableitungen gibt an, daß die Ableitungen für die nullten Näherungen gebildet werden sollen.
Setzen wir in die Gleichung v_i ein, so ergibt sich:

$$F_1(y_0, k_1, k_2) - y_1 = F_1(y_0{}^{(0)}, k_1{}^{(0)}, k_2{}^{(0)}) + \left(\frac{\partial F_1}{\partial y_0}\right)_0 \Delta y_0$$

$$+ \left(\frac{\partial F_1}{\partial k_1}\right)_0 \Delta k_1 + \left(\frac{\partial F_1}{\partial k_2}\right)_0 \Delta k_2 - y_1$$

$$F_2(y_0, k_1, k_2) - y_2 = F_2(y_0{}^{(0)}, k_1{}^{(0)}, k_2{}^{(0)}) + \left(\frac{\partial F_2}{\partial y_0}\right)_0 \Delta y_0 \quad (95)$$

$$+ \left(\frac{\partial F_2}{\partial k_1}\right)_0 \Delta k_1 + \left(\frac{\partial F_2}{\partial k_2}\right)_0 \Delta k_2 - y_2$$

$$\vdots$$

$$F_n(y_0, k_1, k_2) - y_n = F_n(y_0{}^{(0)}, k_1{}^{(0)}, k_2{}^{(0)}) + \left(\frac{\partial F_n}{\partial y_0}\right)_0 \Delta y_0$$

$$+ \left(\frac{\partial F_n}{\partial k_1}\right)_0 \Delta k_1 + \left(\frac{\partial F_n}{\partial k_2}\right)_0 \Delta k_2 - y_n$$

Dieses lineare System von Gleichungen hat mehr Gleichungen als Unbekannte. Die gesuchten Größen Δy_0, Δk_1 und Δk_2 können mit Hilfe des folgenden Normalgleichungssystems bestimmt werden:

$$\Delta y_0 \cdot \sum_{i=1}^{n} \left(\frac{\partial F_i}{\partial y_0}\right) \cdot \left(\frac{\partial F_i}{\partial y_0}\right) + \Delta k_1 \cdot \sum_{i=1}^{n} \cdot \left(\frac{\partial F_i}{\partial y_0}\right) \cdot \left(\frac{\partial F_i}{\partial k_1}\right) +$$

$$+ \Delta k_2 \cdot \sum_{i=1}^{n} \left(\frac{\partial F_i}{\partial y_0}\right) \cdot \left(\frac{\partial F_i}{\partial k_2}\right) = \sum_{i=1}^{n} \left(\frac{\partial F_i}{\partial y_0}\right) \cdot l_i$$

$$\Delta y_0 \cdot \sum_{i=1}^{n} \left(\frac{\partial F_i}{\partial y_0}\right) \cdot \left(\frac{\partial F_i}{\partial k_1}\right) + \Delta k_1 \cdot \sum_{i=1}^{n} \cdot \left(\frac{\partial F_i}{\partial k_1}\right) \cdot \left(\frac{\partial F_i}{\partial k_1}\right) \quad (96)$$

$$+ \Delta k_2 \cdot \sum_{i=1}^{n} \left(\frac{\partial F_i}{\partial k_1}\right) \cdot \left(\frac{\partial F_i}{\partial k_2}\right) = \sum_{i=1}^{n} \left(\frac{\partial F_i}{\partial k_1}\right) \cdot l_i$$

$$\Delta y_0 \cdot \sum_{i=1}^{n} \left(\frac{\partial F_i}{\partial y_0}\right) \cdot \left(\frac{\partial F_i}{\partial k_2}\right) + \Delta k_1 \cdot \sum_{i=1}^{n} \left(\frac{\partial F_i}{\partial k_1}\right) \cdot \left(\frac{\partial F_i}{\partial k_2}\right)$$

$$+ \Delta k_2 \cdot \sum_{i=1}^{n} \left(\frac{\partial F_i}{\partial k_2}\right) \cdot \left(\frac{\partial F_i}{\partial k_2}\right) = \sum_{i=1}^{n} \left(\frac{\partial F_i}{\partial k_2}\right) \cdot l_i$$

Hier steht l_i für die Größe $F_i(y_0^{(0)}, k_1^{(0)}, k_2^{(0)}) - y_i$.

Aus dem Normalgleichungssystem, in dem nur noch die Größen Δy_0, Δk_1 und Δk_2 unbekannt sind, können diese Korrekturen berechnet werden.

Ein Rechenprogramm prüft im Anschluß an die Berechnung, ob sich die Korrekturen im Bereich einer von uns geforderten Genauigkeit noch lohnen. Das entscheidet man etwa nach folgender Prüfung:

Es soll sein: $\left|\dfrac{\Delta y_0}{y_0}\right| + \left|\dfrac{\Delta k_1}{k_1}\right| + \left|\dfrac{\Delta k_2}{k_2}\right| < \varepsilon,$ \hfill (97)

wobei ε eine vom Programmbenutzer vorgegebene Genauigkeitsgrenze ist.

e) Kumulation, Grenzkurve*

Sind die drei Parameter y_0, k_1, k_2 auf dem eben angegebenen Weg bestimmt worden, so kann man berechnen, welcher Blutspiegel sich einstellen wird, wenn man dieselbe Dosis in festen Zeitabständen τ wiederholt appliziert. Der sich ergebende Lauf heißt bei einem im Verhältnis zu $t_{50\%}$ kleinen τ Kumulationskurve.

f) Dosierungsschema

Gegeben sei die Bateman-Funktion:

$$y(t) = \frac{y_0 k_1}{k_1 - k_2}(e^{-k_2 t} - e^{-k_1 t}) \tag{40}$$

Diese sei eine Blutspiegelkurve, die man nach nicht i.v. Applikation der Initialdosis D* erhält.

---

* Siehe hierzu S. 71 ff.

Nach der Zeit τ hat sich dann der Wert

$$y(\tau) = \frac{y_0 k_1}{k_1 - k_2} (e^{-k_2 \tau} - e^{-k_1 \tau})$$ ergeben.

Abb. 66 erläutert, was wir unter der Erhaltungsdosis D zu verstehen haben.

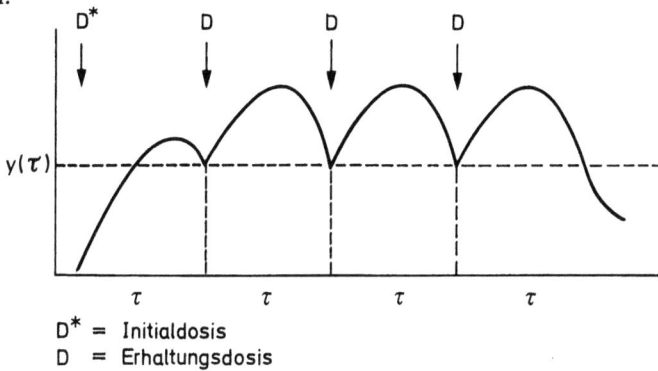

D^* = Initialdosis
D = Erhaltungsdosis

Abb. 66. Blutspiegelkurve bei Mehrfachdosierung

D ist diejenige Dosis, die nach den Zeiten τ, 2τ, 3τ... appliziert werden soll und die Eigenschaft hat, daß der Blutspiegel am Ende des entsprechenden Dosierungsintervalls immer wieder gleich $y(\tau)$ ist.

6. Auswertungsbeispiele

Anhand einiger Beispiele sollen die Anwendungsmöglichkeiten der unter 4a) und 4b) genannten Auswertungsverfahren geschildert werden. Für diesen Zweck werden einfache Blutspiegelkurven herangezogen; die Analyse komplizierterer Spiegelkurven und Eingehen auf weitere Kompartimente wird bewußt unterlassen.

Auswertungsbeispiel 1 zeigt, wie bei hinreichend genauer Bestimmung der einzelnen Meßpunkte die meisten pharmakokinetisch interessierenden Werte direkt aus der graphischen Darstellung abgelesen bzw. errechnet werden können. Es werden hierbei Serumspiegelkurven verwendet, die nach intravenöser Applikation von Pyrrolidinomethyltetracyclin gewonnen wurden. Es handelt sich um Mittelwertskurven; für diese Versuche wurden (Abb. 67–69) insgesamt 5 männliche und 5 weibliche Probanden verwertet (*Dimmling* u. *Wagner*, 1965).

---

* Siehe hierzu auch die Ausführungen über die Infusionsgleichung (S. 35ff. und den Zweck solcher Berechnungen (S. 38 u. 39)).

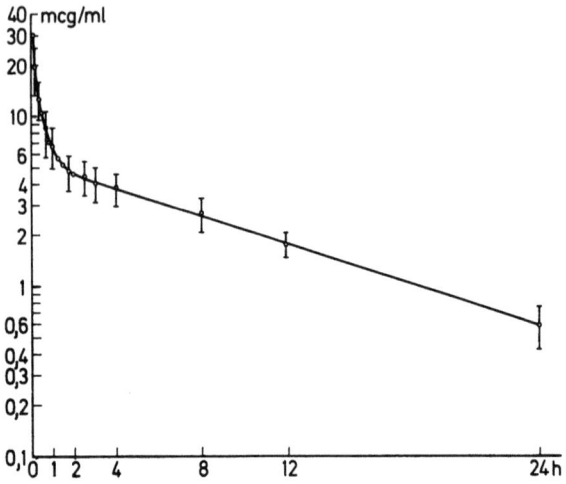

Abb. 67. Vergleichende Blutspiegelkurven nach einmaliger intravenöser Gabe von 275 mg Pyrrolidinomethyltetracyclin. Mittelwerte 5 männliche und 5 weiblichen Probanden

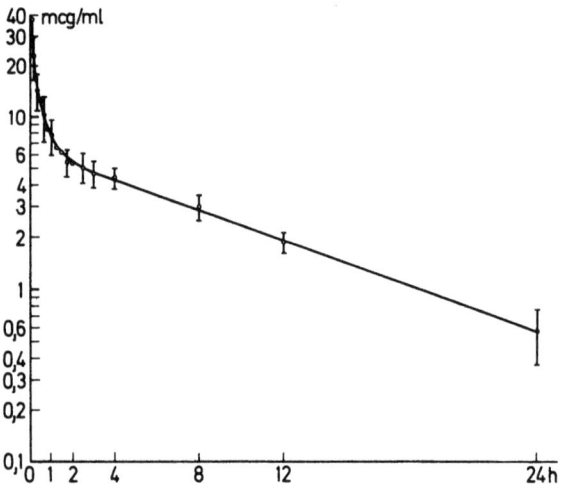

Abb. 68. Vergleichende Blutspiegelkurven nach einmaliger intravenöser Gabe von 275 mg Pyrrolidinomethyltetracyclin. Mittelwerte 5 weibliche Probanden

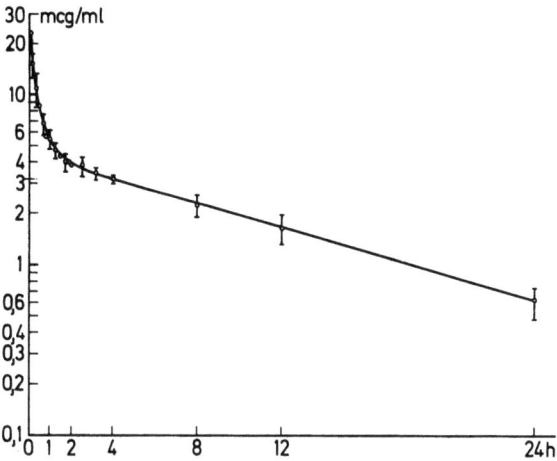

Abb. 69. Vergleichende Blutspiegelkurven nach einmaliger intravenöser Gabe von 275 mg Pyrrolidinomethyltetracyclin. Mittelwerte 5 männliche Probanden

So lassen sich aus der Mittelwertskurve für 5 männliche und 5 weibliche Probanden (Abb. 67) mittels der unter 4a) angegebenen Formeln die Werte für Eliminationskurve und Eliminationshalbwertzeit leicht bestimmen:

$$k_2 = 0{,}087\,\text{h}^{-1}$$
$$t_{50\%} = 7{,}77\,\text{h}$$

Wie schon erwähnt, erhält man nach i.v. Applikation besser bestimmte Kurven, da die individuell bedingten Schwankungen in der Resorption, wie sie nach nicht-intravasaler Applikation auftreten, wegfallen.
Von Interesse ist die Analyse von Mittelwertskurven bezüglich der bei ihnen auftretenden Streuungen. Die Abb. 67–69 zeigen aus dem genannten Versuch 3 Serumspiegelkurven mit den mittleren Abweichungen des Mittelwertes.
In Tabelle 11 sind die für verschiedene Zeitpunkte ermittelten Variabilitätskoeffizienten aufgeführt:

$$V = \frac{s}{x} \cdot 100$$

Im *Auswertungsbeispiel 2* wurde ein programmiertes Verfahren benützt. Die Substanz wurde mit 1 × 150 mg/kg i.v. verabreicht; das der Berechnung zugrunde liegende Modell *ist ein Ein-Kompartiment-Modell*. Zur Auswertung wurden die auf dem log-linear abfallenden Kurvenast liegenden Werte herangezogen, Abb. 70 gibt den Kurvenverlauf wieder

Tabelle 11. Vergleichende Blutspiegeluntersuchungen nach einmaliger intravenöser Gabe von 275 mg Pyrrolidino-methyl-tetracyclin

Geschl.		5'	20'	40'	60'	90'	120'	180'	8 h	12 h	24 h
	Anzahl	5	5	5	5	5	5	5	4	4	4
	Summe[a]	115,946	54,764	34,079	27,690	21,938	19,398	17,361	9,042	6,610	2,511
	$\bar{x}$[a]	23,189	10,953	6,816	5,538	4,388	3,880	3,472	2,260	1,652	0,628
	Stat. Abw.[a]	2,582	2,259	0,875	0,737	0,453	0,416	0,262	0,318	0,319	0,114
	Var. Koef.[b]	11,134	20,629	12,842	13,315	10,324	10,711	7,542	14,052	19,288	18,166
	Anzahl	5	5	5	5	5	5	5	5	5	5
	Summe	187,595	72,579	51,668	39,012	31,241	26,979	23,552	15,168	9,461	2,922
	$\bar{x}$	37,519	14,516	10,334	7,802	6,248	5,395	4,710	3,034	1,892	0,584
	Stat. Abw.	7,286	3,158	2,994	1,822	1,313	0,930	0,814	0,483	0,247	0,212
	Var. Koef.	19,420	21,758	28,975	23,357	21,008	17,242	17,282	15,907	13,040	36,236
	Anzahl	10	10	10	10	10	10	10	9	9	9
	Summe	303,541	127,343	85,747	66,702	53,179	46,372	40,913	24,210	16,071	5,433
	$\bar{x}$	30,354	12,734	8,575	6,670	5,318	4,637	4,091	2,690	1,786	0,604
	Stat. Abw.	9,143	3,198	2,786	1,773	1,349	1,048	0,867	0,566	0,291	0,167
	Var. Koef.	30,122	25,115	32,492	26,574	25,359	22,607	21,180	21,039	16,279	27,631

[a] Angabe in µg/ml
[b] Angabe in %

und Tabelle 12 den Ausdruck der mit dem elektronischen Digitalrechner ermittelten pharmakokinetischen Werte und Konstanten.

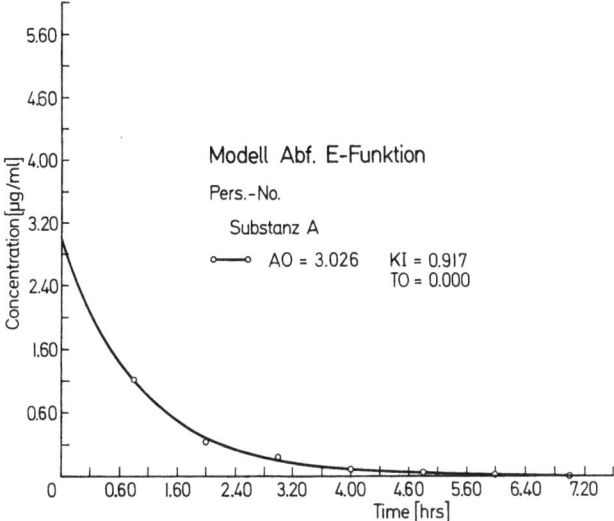

Abb. 70. Graphische Darstellung des Kurvenverlaufs aus Anwendungsbeispiel 2

Tabelle 12. Ausdruck der Ergebnisse des Auswertungsbeispiels 2 (Nonlin): Erklärung s. Text

die ergebnisse der kinetik

verwendetes modell: abf. e-funktion
(kz = 2)
datum des versuchs: 23. 6. 76   spezies: mensch
versuchnummer: 527   koerpergewicht: 70.00 kg
probandnummer: 14   untersuchungsmaterial: serum
praeparat: substanz a
dosis: 150.00 mg/kg
gesamtdosis: 10500.00   mg
applikationsart: i. v.

bemerkungen: 0

zeit h	beob. spieg. mikro-g/ml	ber. spieg. mikro-g/ml	gewichte
1.000	1.221	1.210	1.000
2.000	0.432	0.483	1.000
3.000	0.242	0.193	1.000
4.000	0.090	0.077	1.000
5.000	0.051	0.031	1.000
6.000	0.019	0.012	1.000
7.000	0.010	0.005	1.000

die pharmakokinetischen konstanten

anfangskonz.	3.026	mikro-g/ml
eliminationskonstante	0.917e 00	1/h
das zugeh. t-50%	0.756	h
flaeche unter der kurve	3.300	mikro-g∗h/ml
r-quadrat	0.997	
verteilungsvolumen	3469.567	l
distributionskoeffizient	49.565	l/kg

Hierbei bedeuten:

Anfangskonzentration (Y_0): Anfängliche Konzentration zur Zeit t_0, gewonnen durch Extrapolation→t_0.

Eliminationskonstante (k_2): Parameter mit der Dimension h^{-1}.

Eliminations-Halbwertszeit: Die Zeit nach der die Konzentration auf (t-50%) die Hälfte der Anfangskonzentration abgefallen ist.

Fläche unter der Kurve: Wird mit Hilfe der Umsatzgleichung von DOST berechnet; Dimension:

$$\frac{\mu g \cdot h}{ml}$$

$$r^2 = 1 - \frac{\sum [y_{obs}(t_i) - F(t_i)]^2}{\sum [\bar{y}_{obs} - y_{obs}(t_i)]^2}$$

r^2 ist ein Maß für die Güte, mit der sich die errechnete Kurve $F(t)$ den beobachteten Punkten $(t, y_{obs}(t_i))$ anpaßt; d.h. er ist ein Ausdruck für die Genauigkeit, mit der es gelingt, den im Experiment erhaltenen Punkteschwarm durch eine Kurve wiederzugeben.
Im Ausdruck der Tabelle 12 sind unter „BER. SPIEG." diejenigen Werte aufgeführt, die auf der nach der Methode der kleinsten Quadrate $F(t_i)$ berechneten Kurve liegen; der erste Wert ist extrapoliert.

Verteilungsvolumen: Die gesamte Dosis D verteilt sich entsprechend dem hier angenommenen Ein-Kompartiment-Modell sofort und gleichmäßig auf das erste Kompartiment mit dem Volumen V, so daß sich dort die Konzentration y_0 ergibt.

Es gilt:
$y_0 = D/V$
oder
$V = D/y_0$.   Dimension: l.

Distributionskoeffizient: Das auf das Körpergewicht G bezogene Verteilungsvolumen:
$\triangle = V/G$.
                                         Dimension: l/kg.

Tabelle 13. Ausdruck der Ergebnisse des Auswertungsbeispiels 3 (Nonlin): Erklärung s. Text

die ergebnisse der kinetik

verwendetes modell: bateman-funktion
                    ($kz = 1$)

datum des versuchs:	10.11.69	spezies:	kanin
versuchsnummer:	222	koerpergewicht:	1.00 kg
probandnummer:	0	untersuchungsmaterial:	serum
praeparat:	substanz a		
dosis:	30.00 mg/kg		
gesamtdosis:	30.00 mg		
applikationsart:	i.m.		

bemerkungen: 0

zeit h	beob. spieg. mikro-g/ml	ber. spieg. mikro-g/ml	gewichte
0.010	1.400	0.064	1.000
0,250	2.100	1.394	1.000
0.500	2.780	2.424	1.000
1.000	4.200	3.734	1.000
2.000	4.200	4.751	1.000
3.500	4.900	4.879	1.000
7.000	3.900	4.243	1.000
12.000	3.350	3.375	1.000
16.000	2.950	2.809	1.000
20.000	2.500	2.338	1.000
24.000	2.100	1.946	1.000

die pharmakokinetischen konstanten

fikt. anfangskonz.	5.619	mikro-g/ml
invasionskonstante	1.148	1/h
das zugeh. t-50%	0.604	h
eliminationskonstante	0,459e-01	1/h
das zugeh. t-50%	15.110	h
invasionsverzug	0.000	h
reale halbwertzeit	18.921	h

lage des kurvenmaximums bei einmaliger dosierung		
zeit	2.921	h
hoehe	4.914	mikro-g/ml
flaeche unter der kurve	122.491	mikro-g*h/ml
r-quadrat	0.974	

Im Auswertungsbeispiel 3 wurde die Substanz A mit 30 mg/kg i.m. gegeben; das in Frage kommende Modell ist das Zwei-Kompartiment-Modell; auf die Berechnung der Pharmakokinetik wird die Bateman-Funktion angewendet.

Im Ausdruck (Tabelle 13) bedeuten:

Fiktive Anfangskonzentration (Y_0): Errechnete Anfangskonzentration. Dimension: µg/ml.

Invasionskonstante (k_1): Geschwindigkeitskonstante für den Übergang vom 1. in das 2. Kompartiment. Dimension h^{-1}.

Eliminationskonstante (k_2): Bestimmt die Konzentrationsminderung je Zeiteinheit im 2. Kompartiment bezogen auf die dortige Konzentration. Dimension: h^{-1}.

Invasionsverzug t_0: Zeitunterschied von der Applikation ins erste Kompartiment zur Invasion vom ersten ins zweite Kompartiment. Dimension: h.

Reale Halbwertszeit: Diejenige Zeit, nach der bei einmaliger Dosierung die Konzentration $Y(t)$ auf die Hälfte des maximalen Spiegels abgesunken ist. Dimension: h.

Lage des Kurvenmaximums bei einmaliger Dosierung: Der Zeitpunkt des Maximums der Bateman-Funktion ist:

$$t_{max} = \frac{\ln k_1 - \ln k_2}{k_1 - k_2} + t_0$$

Seine Höhe ist:

$$y_{max} = y_0 \left[\frac{k_1}{k_2}\right]^{\frac{k_2}{k_2 - k_1}}$$

Fläche unter der Kurve   Dimension: $h \cdot \mu g/ml$.
(FUK):

r^2 s. o.

Für den Fall mehrmaliger Anwendung in gleicher Dosierung ist die Bestimmung des Verhältnisses von Initial- zu Erhaltungsdosis wichtig. Sie hat zum Ziel, ein Dosisschema zu errechnen, das nicht zu einer Unterschreitung eines Minimalspiegels und Überschreitung eines Maximalspiegels führt. Dabei ist das Grenzminimum von der Größe der Initialdosis und der Länge des Dosierungsintervalls abhängig. Das errechnete Dosisverhältnis garantiert einen periodischen Kurvenverlauf, wobei am Ende des Dosierungsintervalles immer das gleiche Konzentrationsminimum erreicht wird. Der Experimentator hat zu entscheiden, welches y_{min} nicht unterschritten werden darf; dies richtet sich z.B. nach der Hemmwirksamkeit des geprüften Chemotherapeuticums in vitro. Danach hat er Größe der Initialdosis und die Länge des Dosierungsintervalles einzurichten.

Bei hinreichend häufiger Verabreichung ein und derselben Dosis D bei stets gleichbleibendem Dosierungsintervall τ stellt sich am Ende eines jeden Dosierungsintervalles eine Konzentration y_{min} ein. Diese Konzentration heißt Kumulationsminimalkonzentration:

$$y_{min} = \frac{y_0 \cdot k_1}{k_1 - k_2} \cdot \left[\frac{1}{1 - e^{-k_2\tau}} - \frac{1}{1 - e^{-k_1\tau}} \right] \quad (98)$$

Schließlich wiederholt sich auch der Konzentrationsverlauf innerhalb eines jeden weiteren Dosierungintervalls. Dieser wird durch folgende Gleichung beschrieben:

$$y_{max} = \frac{y_0 \cdot k_1}{k_1 - k_2} \cdot \left[\frac{e^{-k_2 t'_{max}}}{1 - e^{-k_2\tau}} - \frac{e^{-k_1 t'_{max}}}{1 - e^{-k_1\tau}} \right] \quad (99)$$

wobei t'_{max} diejenige Zeit ist, die im Verlauf des Intervalls vergeht, bis das Spiegelmaximum erreicht wird. Dies ist die Kumulationsmaximalkonzentration.

Bei wiederholter Dosierung wird nach einiger Zeit also eine Art periodischer Vorgang erreicht. Die ständig verabreichte Dosis D heißt Erhaltungsdosis. Kombiniert man die Gleichung für y_{min} und y_{max}, so sieht man, daß das Verhältnis $y_{min} : y_{max}$ unabhängig ist von der fiktiven Anfangskonzentration y_0. Sind deswegen außer y_{min} und y_{max} auch noch die Parameter k_1 und k_2 bekannt, so kann man vermittels des Verhältnisses $y_{min} : y_{max}$ das zugehörige Dosierungsintervall τ bestimmen. Hat man dieses, so läßt sich etwa aus der Gleichung für y_{min} die zugehörige fiktive Anfangskonzentration y_0 ermitteln. Wegen des bekannten,

als konstant vorausgesetzten Verteilungsvolumens V kann man dann wegen
$$D = y_0 \cdot V$$
die Erhaltungsdosis errechnen.
Der oben erwähnte periodische Vorgang läßt sich wie folgt beschreiben. Zu bekanntem y_{min}, y_{max} und Verteilungsvolumen V gehören eine Erhaltungsdosis D und ein Dosierungsintervall τ. Gibt man bei Erreichen der Konzentration y_{min} eine Dosis D, so steigt die Konzentration auf y_{max} an und fällt nach der Zeit τ wieder auf die Konzentration y_{min} zurück.

In einer anderen Darstellung (nicht i.v. Applikation) sei nochmals auf die Beziehungen von Initial- zu Erhaltungsdosis eingegangen. In Abb. 71 sind 3 verschiedene Kurvenläufe aufgetragen. Angenommen wird, daß die gleiche Substanz bei gleicher Applikation verschieden dosiert wird. Angestrebt wird hier, daß ein bestimmtes y_{min} nicht unterschritten wird. Da es sich jeweils um die gleiche Substanz handelt, sind auch die Werte für k_1 und k_2 in jedem Fall gleich. Um das Gewünschte zu erreichen, könnte man die Länge des Dosierungsintervalles variieren. Ist dieses zu kurz, so können wir mit kleineren Dosen auskommen, und zwar sowohl was die Initial-, als auch die Erhaltungsdosis angeht. Wird das Dosierungsintervall verlängert, so müßten höhere Dosen gegeben werden, die entsprechend auch zu einem höheren Maximum führen. Es muß jeweils abgewogen werden, wie vorgegangen wird, damit auf der einen Seite keine nicht mehr verträglichen Maxima überschritten werden, auf der anderen Seite aber das Applikationsschema sich dem Bedürfnis der Praxis angleicht.

Als letztes Auswertungsbeispiel (4) sei die Kumulation eines Chemotherapeuticums gezeigt, wie sie entsteht, wenn $\tau < t_{50\%}$ ist (Abb. 72). Es handelt sich in diesem Fall um Streptomycinsulfat.

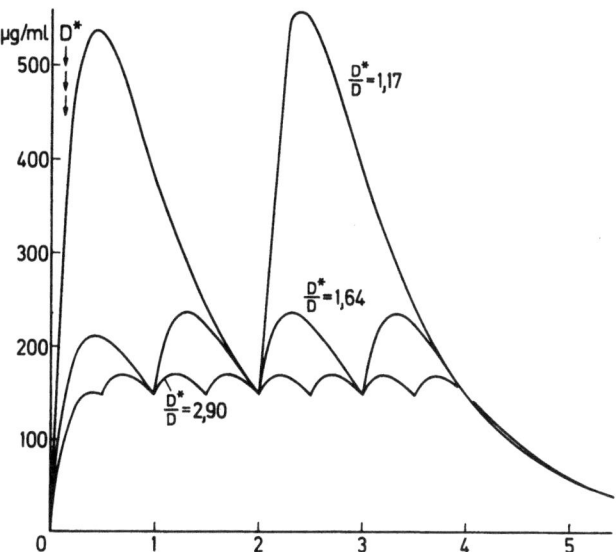

Abb. 71. Kurvenverläufe bei wiederholter Dosierung mit verschiedenen Dosierungsintervallen

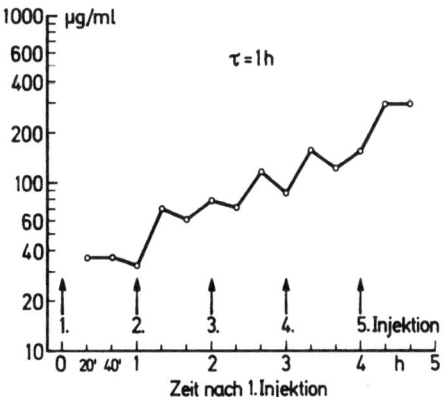

Abb. 72. Kumulation von Streptomycinsulfat nach 5 × 10 mg/kg i.m. beim Kaninchen

Weiterführende Literatur

Monographien

Dengler, H.J. (ed.): Pharmacological and clinical significance of Pharmacokinetics. Stuttgart-New York: F.K. Schattauer 1970
Dost, F.H.: Der Blutspiegel. Leipzig: VEB Thieme 1953
Dost, F.H.: Grundlagen der Pharmakokinetik. Stuttgart: Georg Thieme 1968
Gilette, J.R., Mitchell, J.R.: Concepts in Biochemical Pharmacology Part 3. Berlin · Heidelberg · New York: Springer-Verlag 1975
Raspe, G. (ed.): Schering workshop on Pharmacokinetics, Advances in the Biosciences 5. Braunschweig: Pergamon Press-Vieweg 1970
Ritschel, W.A.: Handbook of Basic Pharmacokinetics. Hamilton: Drug Intelligence Publications 1976
Röpke, H., Riemann J.: Analogcomputer in Chemie und Biologie. Berlin · Heidelberg · New York: Springer 1969
Stacy, R.W., Waxman B. (ed.): Computers in biomedical research. New York · London: Academie Press 1965
Wagner, J.G.: Biopharmaceutics and relevant pharmacokinetics. 1. Ed. Hamilton: Drug Intelligence Publications 1971

Periodika

European Journal of Clinical Pharmacology. Berlin · Heidelberg · New York: Springer-Verlag
International Journal of Clinical Pharmacology, Therapy and Toxicology. München · Berlin · Wien: Urban & Schwarzenberg
Journal of Pharmacokinetics and Biopharmaceutics. New York · London: Plenum-Press

Publikationen

Dimmling, Th., Wagner, W.H.: Konzentrationen von Tetracyclinen im Serum nach oraler und intravenöser Gabe. Arzneimittel-Forsch. **15**, 1288 (1965)
Dost, F.H.: Transfer und Transit als pharmakokinetische Mengenbeziehungen in einem Multikompartiment-Modell. Dtsch. med. Wschr. **94**, 1713 (1970)
Dost, F.H.: Eine pharmakokinetische Funktion für die Galenik. Arzneimittel-Forsch. **21**, 712 (1971)
Eadie, G.S.: On the evaluation of the constants v_m and K_m in enzyme reactions. Science **116**, 668 (1952)
Gibaldi, M., Nagashima, R., Levy, G.: Relationship between drug concentration in plasma or serum and amount of drug in the body. J. Pharm. Sci. **58**, 193–197 (1969)

Kellner, H.-M, Christ, O., Rupp, W., Heptner, W.: Resorption, Verteilung und Ausscheidung nach Gabe von ^{14}C-markiertem HB 419 an Kaninchen, Ratten und Hunden. Arzneimittel-Forsch. **19**, 1388 (1969)

Krüger-Thiemer, E.: Theorie der Wirkung bakteriostatischer Chemotherapeutica. Jber. Borstel **5**, 316 (1961)

Kübler, W.: Pharmakokinetische Methoden zur Ermittlung der enteralen Resorption. Z. Kinderheilk. **108**, 187–196 (1970)

Kübler, W., Gehler, J.: Zur Kinetik der enteralen Ascorbinsäure-Resorption. Ein Beitrag zur Berechnung nicht dosisproportionierter Resorptionsvorgänge. Int. Z. Vitaminforsch. **40**, 442–453 (1970)

Lineweaver, H., Burk, D.: The determination of enzyme dissociation constant. J. Amer. chem. Soc. **56**, 658–666 (1934).

Ohlenbusch, H.D.: Auswertung fermentkinetischer Versuche unter Berücksichtigung der Substratabnahme. Hoppe-Seylers Z. physiol. Chem. **342**, 174–176 (1965)

Riegelmann, S., Loo, J.C.K., Rowland, M.: Shortcomings in pharmacokinetic analysis by conceiving the body to exhibit properties of a single compartment. J. Pharm. Sci. **57**, 117–123 (1968)

Schlender, B., Krüger-Thiemer, E.: Die Lösung chemotherapeutischer Probleme durch programmgesteuerte Ziffernrechenautomaten. Arzneimittel-Forsch. **12**, 992 (1962)

Teorell, T.: Kinetics of distribution of substances administered to body. Arch. int. Pharmacodyn. **57**, 206 und 226 (1937)

Wagner, W.-H., Chou, J.T.Y., Ilberg, Ch. v., Ritter, R., Vosteen K.H.: Untersuchungen zur Pharmakokinetik von Streptomycin. Arzneimittel-Forsch. **21**, 2006–2016 (1971)

Wagner, J.G., Northam, J.I.: Estimation of distribution and half-life of a compound after rapid intravenous injection. J. Pharm. Sci. **56**, 529–531 (1967)

Sachverzeichnis

Abklingphase 80
Abschälen, sukzessives 64
Absorption 42, 54, 55
Absorption, rectale 53, 54
Abweichungsquadrate 18, 137
Adsorbentien 114
Adsorptions-Isotherme, Langmuirsche 8
Äthanol 6, 23, 34, 43
Albumin 111, 113
Albuminbindung 113
Alter 105
altersabhängige Veränderungen der Elimination 104
Aminosäuren 29, 93, 107
Aminosäurenclearance 28
Amphetamin 107
Analoga 120
Analogie 45
Analog-Rechner 118, 119
Anfangsdosis 38
Anfangskonzentration y_0, fiktive 16, 32, 34
Anticoagulantien 110
Antipyrin 6
Applikation, rectale 55
Applikationskompartiment 59
Arzneimitteldosierung 19
Arzneimittelgabe, wiederholte 71
Arzneimittel-Kristall 43
Ascites 116
Ascorbinsäure 93
Atebrin 107
Ausscheidung 93
Ausscheidungsgeschwindigkeit 18
Ausscheidungskurve, kumulative 58
Ausströmgeschwindigkeit 28
austauschbarer Pool 30
Availments 58, 60
Azorubin 103

Barbital 107
Barbiturate 109
Bateman-Funktion 41, 45, 46, 48, 49, 61, 62, 64, 78, 120, 123, 137, 138
Belastung, intravenöse 31, 32
Benzathin-Penicillin 48, 71
Bestand im Verteilungsraum 30
Bilirubin 29, 104, 110, 113
Bilirubinbelastung 103
Bilirubinelimination 111
Bilirubinkonzentration 29
Bilirubinumsatz 35
Bindungskapazität 114
biologische Stoffwechsel-Standardgröße 18, 102
Biopharmazeutik 42
Blutspiegel 1
Breite, therapeutische 70
Bromkresolgrün 107
Bromphenolblau 107
Bromsulphalein 10, 13, 19, 103, 104, 112
Bromsulphaleinelimination 93
Bulbus oculi 6

C; γ-Paare 62
Calcium 29
Cancerogene 109
Carbutamid 107
β-Carotin 90, 93
Carrier-Proteine 104
Cephaloridin 103
Cephalotin 103, 114
Chelate 114
chemisch-analytische Methode 131
Chemotherapie 39
Chinacrin (Atebrin) 107
Chinin 107
Chloramphenicol 38, 103, 124, 125
Chloroquin 107
Chymus-Säule 80

157

circadiane Rhythmik 107, 108
Citronensäure 107
Clearance 28, 65
Clearance, endogene 35
Clearance, hepatische 103
Clearance, renale 103, 109
Clearance, totale (Cl_{tot}) 20, 28, 50
Clearancebestimmung 38
Clearancedepression 114
Codein 107
Complamin 109
Computertechnik 118
Coronamid 114
Corticosteroid-Präparate 71
Cr-EDTA 69
Crigler-Najjar-Syndrom 111

Darm 93
Darstellung, graphische 133
Dauerinfusion 26, 31, 35, 36, 66, 68, 122
deep compartments 6
Dehydratation 115
Demethylierung 109
Depotpräparate 42, 71
Dexamphetamin 107
Dicumarol 110
Differentialgleichung 123
Diffusionsgleichgewicht 30
Digitalrechner 118
2,4-Dinitrophenol 107
Distributionskoeffizient 5, 16, 30, 32
Diurese, forcierte 108
Diuretica 5
Dosierung 71
Dosierungsberechnungen 19
Dosierungsintervall 151
Dosierungsschema 142
Dosisintervall 19
Dostsches Prinzip 50
Doxicyclin 10
Durchwanderungsphase 80

e-Funktion, zusammengesetzte 61
Eingangskompartiment 42
Ein-Kompartiment-System 123
Einmalinjektion 122
Einströmgeschwindigkeit 28
Einstrom 10
Eisen 29, 30, 48, 59
Eisenumsatz 35
Eiweißbindung 6, 113

Elimination 11, 102
Eliminationsgeschwindigkeit 15, 16, 106
Eliminationsgeschwindigkeit, maximale 21
Eliminationshalbwertzeit 15, 16, 18, 31, 32, 34, 137
Eliminationskonstante k_2 16, 20, 32, 34, 40, 65, 123, 137, 150
endogene Clearance 35
endogene Kreatininclearance 28
endogener Umsatz 34, 35
endoplasmatisches Reticulum 110
enterale Reabsorption 10
enterale Resorption 77, 78
Entleerungsphase 80
Entleerungsverzögerung 60
Enzymdefekt 105
Enzyminduktion 109
Ergüsse 6
Erhaltungsdosis 143
Ethambutol 103
Exponentialfunktion 14, 15
Exsiccose 109
extracellulärer Flüssigkeitsraum 7, 109
extracellulärer Raum 115
extracelluläres Flüssigkeitsvolumen 5
Exzeß 32

Fiktive Anfangskonzentration y_0 16, 32, 34
Filtration, glomeruläre 12, 103, 104
Fläche 50, 52, 65
Flächen, korrespondierende 49, 59, 60
Flächensatz 55, 68
Fliegen 13
Fließgleichgewicht (steady state) 12, 26, 30, 31, 32, 66, 68
Fließgleichgewicht, künstliches 35
Flüssigkeitsraum, extracellulärer 7, 109
Flüssigkeitsvolumen, extracelluläres 5
Flüssigkeitsvolumen, intracelluläres 5
forcierte Diurese 108
Füllungsphase 80
Funktion erster Ordnung 14
Funktion nullter Ordnung 34
funktionelle Unreife 105
funktionsdiagnostisches Verfahren 70
Funktionstest 19

Galenik 42
Gauß-Newton 139

Gelenkspalt 6
Gesamtkörperwasser 5
Gesamtkörperwasserraum 7
Gesamtverteilungsvolumen 68
Gesundheitsbehörde, japanische 19
glomeruläre Filtration 12, 103, 104
Glucose 29, 30
Glucoseexzeß 32
Glucosestoffwechsel 35
Glucuronyltransferase 110
Glucuronyltransferasemangel 105, 111
Glutethimid 109
graphische Darstellung 133
Grenzkonzentration 29, 38
Grenzkurve 142
Grey-Syndrom 129
Grundlagen, mathematische 134
Grundmodell, pharmakokinetisches 41
Grundversuch, pharmakokinetischer 40

Hämolyse 29, 111
hämolytischer Ikterus 29
halblogarithmischer Raster 14
Halbwertzeit 65
Halbwertzeit, reale 150
Halbwertzeitmethode 103
Harn 23
Harnkonzentration 28
Harnstoff 29
Harnstoffclearance 28
Harnvolumen 28
hepatische Clearance 103
Hepatitis 29
hepatocelluläre Störung 103
hepatocellulärer Ikterus 29
Hybridkonstante 62
Hydratation 115
Hydrocephalus 116
hydropische Zustände 116
Hydrothorax 116
5-Hydroxytryptamin 107

Icterus neonatorum 111
Ikterus, hämolytischer 29
Ikterus, hepatocellulärer 29
Indocyaningrün 19, 21, 104
Indocyaningrün-Elimination 112
Indolessigsäure 107
Infusionsgeschwindigkeit 38
Infusionskurve 37
Infusionslösungen 5

Initialdosis 151
Injektion, intramusculäre 40, 42
Insecticide 109
Interaktion 102
intracelluläres Flüssigkeitsvolumen 5
intramusculäre Injektion 40, 42
intravasaler Raum 7
intravenöse Belastung 31, 32
intravenöse Dauerinfusion 66, 68
Inulin 19, 69, 103, 104
Invasion 42, 43
Invasionsgeschwindigkeit 28
Invasionshalbwertzeit 48
Invasionskonstante 49, 150
Invasionskurve 59
Invasionsverzögerung 90
Invasionsverzug t_0 150
Isoniacid 103, 106
Isonicotinsäure-hydrazid 103, 106
Isotopentechnik 35
Iterationsverfahren 139

Japanische Gesundheitsbehörde 19

Kalium 29
k_{el} 66
Kernikterus 111
Kochsalz 108
Koeffizientenpotentiometer 121
Körperoberfläche 6
Kompartiment, zentrales 3, 42, 61
Kompartimente 7, 41, 65, 122
Kompartimente, nebeneinander angeordnet 7
Komplexbildner 114
Kondensatoren 121, 122
Konjugation 109
Kontrastmittel 103
Konzentrationskurve 65
korrespondierende Flächen 49, 59, 60
korrespondierende Teilflächen von Dost 57
Kreatinin 28, 29, 103
Kreatininclearance, endogene 28
Kristallurie 109
künstliches Fließgleichgewicht 35
Kumulation 72, 74, 103, 142, 153
Kumulationsberechnung 76
Kumulationsminimalkonzentration 151
Kumulationsrest 73
kumulative Ausscheidungskurve 58

Kurvenmaximum 48, 150

Langmuirsche Adsorptions-Isotherme 8
Langsaminaktivierer 106
Leberclearance 20
Leberschädigung 29
Leberversagen 13
Leberzelle 104
Leerwertkorrektur 33
leicht austauschbarer Pool 30, 34
Levorphanol (Dromoran) 107
lineare Regression 18
Linewaever-Burk 23, 95
Lipoproteide 90
Liquor 6, 7, 9
Liquor cerebrospinalis 6, 7, 9
Liquorgängigkeit 9
Liquorkonzentration 8, 9
Liquorraum 7
Liquorwasser 7
Lösungsmittelmangel 108
Lymphtransport 90

Magenentleerung 78
Massenwirkungsgesetz 8
mathematische Grundlagen 134
maximale Eliminationsgeschwindigkeit 21
Maximalwert 21
Mehrkammer-Systeme 40
Mehr-Kompartimenten-Modelle 60
Meßverfahren 130
Metabolisierung 12
Methode, chemisch-analytische 131
Michaelis-Menten-Gleichung 21, 79, 94
mikrobiologische Nachweismethode 130
Mikrokonstante 62
Mikrolitertechnik 2
Mischungsregel 3
Morphin 106, 107
Mucopolysaccharide 8
Muttersubstanz 45

N-Acetylaminophenol 103
Nachweismethode, mikrobiologische 130
Natrium 29
nebeneinander angeordnete Kompartimente 7
Neugeborenes 104, 110
Nicethamid 109

nichtlineare pharmakokinetische Systeme 21
Nicotin 107
Nierenclearance 20
Nierenfunktionsprüfung 69
Nierenfunktionsstörung 103
Nierenversagen 13
Nitrofurantoin 103, 107, 114
non ionic diffusion 106
Normierung 124
Nüchternwert 32, 34
Nüchternwertkorrektur 33
Nuklearmedizin 2

Oberflächenregel 6
Occupancy 58, 60
ölige Präparate 71
Organclearance 20
Oxidation 109

Papiergewichte 54
Paraaminobezoesäure 103, 107
Paraaminohippursäure (PAH) 11, 19, 20, 31, 51, 103, 104, 107
Paraaminohippursäure-Clearance 114
Passagezeit 78, 80
Penicillin 103
Penicillin G 38
Perabrodil 114
Pethidin 107
Pharmakogenetik 105
pharmakokinetischer Grundversuch 40
pharmakokinetisches Grundmodell 41
Pharmakotherapie 36
Phasen 65
Phenobarbital 107, 109, 111, 112
Phenolrot 69, 103, 105, 107
Phenylbutazon 54, 73, 103, 107
Phosphat 29
Phosphatclearance 28
Phosphatumsatz 35
Plasma-Eiweißbindung 67
Plasmaprotein-Fremdstoff-Komplex 8
Plasmavolumen 5
Plasmawasser 8, 9
Pleurahöhle 6
Polarplanimeter 53
Pool 34, 35
Pool, leicht austauschbarer 30, 34
Präparate, ölige 71
priming dose 38, 74

Probenecid 107
Procain 107
Programmierbrett 121
Programmierung 122
Prozeß erster Ordnung 43
Pseudo-Gleichgewicht 65
Pseudo-Prozeß nullter Ordnung 43

Radioaktiv markierte Substanz 131
radioaktive Stoffe 132
Radio-Immuno-Assay 132
Raster, halblogarithmisches 14
rate constant of elimination 20, 34
Raum, extracellulärer 115
Raum, intravasaler 7
Räume, tiefe 6
Räume, transcelluläre 6
Reabsorption 93
Reabsorption, enterale 10
reale Halbwertzeit 150
Rechenelemente 121
Rechenverstärker 120
rectale Absorption 53, 54
rectale Applikation 55
Regression, lineare 18
Regressionsverfahren nach Eadie 95
Regressionsverfahren nach Lineweaver-Burk 95
renale Clearance 103, 109
Resorption 80
Resorption, enterale 77, 78
Resorptionskapazität 93
Resorptionsort 90
Retard-Präparate 18, 71
Reticulum, endoplasmatisches 110
Rhythmik, circadiane 107, 108
Riboflavin 93
Röntgendarstellung 103
Rückdiffusion 10

Sättigungsfunktion 79
Sättigungskinetik 21, 113
Säure-Basen-Haushalt 106
Salicylamid 111
Salicylate 23, 103, 107
Santochin 107
Schnellinaktivierer 106
Secretion, tubuläre 12, 104
Seitenkompartiment 61
Selbstdepression der Clearance 114
Sepsis 106

Shunt-Bilirubin 110
Slyke, van 103
smooth membranes 110
Spartein 75
Substanz, radioaktiv markierte 131
Substanzmengen 60
Substratdepot 96
sukzessives Abschälen 64
Sulfaäthylpyrimidin 55
Sulfadimethoxin 55
Sulfadimethyloxazol 55
Sulfafurazol 55
Sulfamethoxydiazin 55
Sulfasomidin 55, 111, 112
Sulfonamide 9, 18, 55, 103, 107, 108, 109
Sulfonamidkonzentration 78
Suprarenin 107
Systeme, nichtlineare pharmakokinetische 21
steady state (Fließgleichgewicht) 12, 26, 31, 66
steady-state-Bedingungen 71
steady-state-Konzentration 68
Steroide 5, 103
Störung, hepatocelluläre 103
Stoffe, radioaktive 132
Stoffwechsel-Standardgröße, biologische 18, 102
Streptomycin 03

Taylor-Entwicklung 140
Teilflächen 54, 57
Teilflächen von Dost, korrespondierende 57
Teilmengen 57
Tetracyclin 10, 18, 71, 103, 143
therapeutische Breite 70
Therapie 70
Thiamin 93
Thiosulfat 19, 103, 104
tiefe Räume 6
Tierspecies 19
Tierversuch 132
α-Tocopherol 93
Tolbutamid 109
totale Clearance 20, 28
toxische Wirkung 113
Tracer-Technik 35
transcelluläre Räume 6
Transfer 34, 35, 58, 59, 60, 120
Transit 53, 58, 59, 60

161

Trapezformel 53
tubuläre Secretion 12, 104
Tubulusfunktion 103
turnover 34
turnover constant 34

Umsatz 35
Umsatz, endogener 34, 35
Umsatzkonstante 34
Unreife, funktionelle 105

van Slyke 103
$V_{central}$ 67
Veränderungen der Elimination, altersabhängige 104
Verfahren, funktionsdiagnostisches 70
Vergiftungen 107
Verschlußikterus 30
Verteilung 134
Verteilungskoeffizient 5, 30, 34
Verteilungsvolumen 3, 7, 16, 30, 32, 34, 40, 115

Verteilungsvolumen, zentrales 67
Verteilungsvolumina 67
Vollständigkeit der Invasion 52
Volumenclearance 103
V_{ss} 68

Wasserdiurese 108
Wasserstoffionenkonzentration 106
Wechselwirkung 102
wiederholte Arzneimittelgabe 71
Wirkung, toxische 113

Zeitclearance 103
zentrales Kompartiment 3, 42, 61
zentrales Verteilungsvolumen 67
Zerfallskonstante 45, 120
Zerlegung in einzelne e-Funktionen 62
Zuckerumsatzstudie 32
zusammengesetzte e-Funktion 61
Zustände, hydropische 116
Zwei-Kammer-Modell 42
Zylinderlänge 80

A. Luger

Cytostatica in der Dermatologie

Indikation – Kontraindikation – Nebenwirkungen

Mit einem Geleitwort von T. Nasemann
29 Abbildungen, 10 Tabellen. Etwa 180 Seiten. 1977
DM 22,80; US $ 9.40 (Kliniktaschenbücher)
ISBN 3-540-08040-6

Preisänderungen vorbehalten

Inhalt: Die Behandlung von Hautkrankheiten erstreckt sich heute nicht mehr ausschließlich auf äußere Maßnahmen, nachdem sich Antibiotica, Antihistaminica, Corticosteroide und in jüngster Zeit Cytostatica revolutionierend ausgewirkt haben. Gerade die letzterwähnten sind aus dem täglichen Arzneischatz des Hautfacharztes nicht mehr wegzudenken. Es war daher ein zwingendes Bedürfnis, in diesem Band der Reihe KLINIKTASCHENBÜCHER die Anwendung der Cytostatica in der täglichen Praxis erstmals zusammengefaßt und verständlich abzuhandeln. Obwohl vorwiegend die dermatologischen Gesichtspunkte der cytostatischen Therapie berücksichtigt werden, so wird darüber hinaus auch auf die in der Haut lokalisierten Nebenwirkungen einer Allgemeinbehandlung wie z.B. Erytheme, Purpura, Nekrosen, Hyperpigmentierungen und andere eingegangen. Eine exakte Trennung in dermatologische und nichtdermatologische Indikationen wird schwierig bleiben, da viele maligne Erkrankungen und Immunopathien auch mit Hautmanifestationen einhergehen.

Das Buch trägt durch kritische Angaben über die pharmakologischen Grundlagen, die Indikationen, die Grenzen der Wirksamkeit, die akuten Gefahren, die Nebenwirkungen und die bedrohlichen Spätfolgen zu einer sinnvollen Anwendung der Cytostatica in der Dermatologie bei.

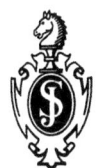

Springer-Verlag
Berlin
Heidelberg
New York

Notfallmedizin

Workshop April 1975
Herausgeber: F.W. Ahnefeld, H. Bergmann,
C. Burri, W. Dick, M. Halmágyi, E. Rügheimer
Unter Mitarbeit zahlreicher Fachwissenschaftler

109 Abbildungen, 124 Tabellen. XIII,
386 Seiten. 1976
(Klinische Anästhesiologie und Intensivtherapie,
Band 10)
DM 48,—; US $ 21.20   ISBN 3-540-07581-X

Preisänderungen vorbehalten

Inhalt: Störfaktoren, ihre Auswirkungen auf die vitalen Funktionen und ihre Beseitigung durch Sofortmaßnahmen. – Spezielle Notfälle aus der Sicht der Fachgebiete. – Erstversorgung von Notfallpatienten. – Auswahl von Multiple choice-Fragen.

Die Notfallmedizin stellt einen Bereich dar, mit dem sich jeder Arzt beschäftigen muß, um Kenntnisse darüber zu erwerben, wie er in Notfällen oder in Notsituationen ganz besonders im außerklinischen Bereich handeln kann und soll, um eine lebensbedrohliche Situation abzuwenden oder einer Verschlimmerung vorzubeugen.

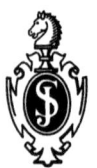

Springer-Verlag
Berlin
Heidelberg
New York

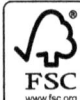

MIX
Papier aus verantwortungsvollen Quellen
Paper from responsible sources
FSC® C105338

If you have any concerns about our products,
you can contact us on
ProductSafety@springernature.com

In case Publisher is established outside the EU,
the EU authorized representative is:
**Springer Nature Customer Service Center GmbH
Europaplatz 3, 69115 Heidelberg, Germany**

Printed by Libri Plureos GmbH
in Hamburg, Germany